激光医学临床实践

弱激光分册

主　编　郭　涛　屈晓雯

副主编　王　金　黄　铜　徐　瑞　吴艳萍　孙　立
　　　　刘振锋　刘宏业　李振洁

编　者（按姓氏笔画排序）

王　金（宁夏医科大学总医院）　　　　徐　瑞（宁夏医科大学总医院）

刘宏业（山西医科大学第一医院）　　　郭　涛（宁夏医科大学总医院）

刘振锋（南方医科大学皮肤病医院）　　黄　铜（宁夏医科大学总医院）

孙　立（内蒙古医科大学附属医院）　　黄立军（宁夏医科大学总医院）

李振洁（广州市皮肤病防治所）　　　　梁　莉（宁夏医科大学总医院）

吴艳萍（宁夏医科大学总医院）　　　　谢光辉（暨南大学附属第一医院）

屈晓雯（云南省第一人民医院）

秘　书　王　金（兼）

人民卫生出版社

·北　京·

图书在版编目（CIP）数据

激光医学临床实践. 弱激光分册 / 郭涛, 屈晓雯主编. —北京：人民卫生出版社，2024.1

ISBN 978-7-117-35654-1

Ⅰ. ①激⋯ Ⅱ. ①郭⋯ ②屈⋯ Ⅲ. ①激光应用–医学–技术培训–教材 Ⅳ. ①R312

中国国家版本馆 CIP 数据核字（2023）第 231640 号

人卫智网	www.ipmph.com	医学教育、学术、考试、健康，购书智慧智能综合服务平台
人卫官网	www.pmph.com	人卫官方资讯发布平台

激光医学临床实践
弱激光分册
Jiguang Yixue Linchuang Shijian
Ruojiguang Fence

主　　编：郭　涛　屈晓雯
出版发行：人民卫生出版社（中继线 010-59780011）
地　　址：北京市朝阳区潘家园南里 19 号
邮　　编：100021
E - mail：pmph @ pmph.com
购书热线：010-59787592　010-59787584　010-65264830
印　　刷：中煤（北京）印务有限公司
经　　销：新华书店
开　　本：710×1000　1/16　印张：12
字　　数：215 千字
版　　次：2024 年 1 月第 1 版
印　　次：2024 年 2 月第 1 次印刷
标准书号：ISBN 978-7-117-35654-1
定　　价：69.00 元

打击盗版举报电话：**010-59787491**　E-mail：**WQ @ pmph.com**
质量问题联系电话：**010-59787234**　E-mail：**zhiliang @ pmph.com**
数字融合服务电话：**4001118166**　E-mail：**zengzhi @ pmph.com**

激光医学临床实践系列丛书

编写委员会

主任委员

顾　瑛　任龙喜　金陈进

副主任委员

张春雷　周行涛　宋艳萍　陈　柯

委　员

胡韶山　郭　涛　吴　忠　张　风

蒋　沁　袁容娣　叶　青　邹朝晖

党光福　朱慧兰

秘　书

赵纪宇

主编简介

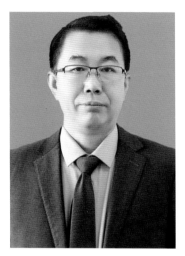

郭　涛

主任医师,宁夏医科大学总医院激光科主任。曾任中华医学会激光医学分会第八届委员会常务委员。现任宁夏回族自治区医学会激光医学分会主任委员、中华医学会激光医学分会第九届委员会常务委员等。多年从事激光外科、激光美容、激光皮肤性病、弱激光治疗等工作。

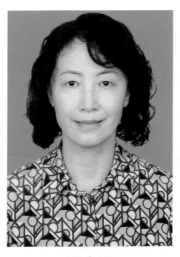

屈晓雯

　　主任医师,云南省第一人民医院激光医学中心主任。曾任云南省医学会激光医学分会第一届委员会主任委员、中华医学会激光医学分会第八届委员会委员。现任云南省医学会激光医学分会名誉主任委员、中华医学会激光医学分会第九届委员会委员等。多年从事激光光动力治疗、激光美容、弱激光治疗等工作。

序 言

1960 年,世界上第一台红宝石激光器面世,随后不久激光就开始应用于医学研究及治疗。从激光器发明至今的短短 60 多年里,随着激光技术的进步,激光和医学的结合越来越紧密,形成了包括强激光治疗、弱激光治疗、光动力治疗和激光诊断的临床诊疗模式。治疗范围从最初的眼底视网膜凝固治疗拓展到皮肤科、外科、耳鼻喉科、妇科、泌尿外科、骨科、理疗科和肿瘤科等,几乎涵盖全部临床科室的多种疾病的治疗,激光医学已成为一个独立的医学分支。激光技术已广泛应用到生物学和医学的各个领域,并取得较大发展。进入 21 世纪,激光技术日新月异,必将为医学诊疗提供更多新技术和新手段。

弱激光又称为低强度、低水平激光。弱激光作用于生物组织时,不仅不造成生物组织不可逆的损伤,还可以刺激机体产生一系列的生理生化反应。弱激光的生物刺激作用可帮助机体改善血液循环,促进细胞再生、毛发生长、伤口愈合、组织修复,调整神经功能和免疫功能,提高机体的抗病能力等。弱激光治疗由于操作简便、安全、无痛、无菌、易定位等优点,已成为目前临床上最普及的激光治疗方法,治疗范围涵盖多个临床科室。

相对于人类上千年的医学史而言,激光医学还是一门十分年轻的学科,目前仅有少数医学院校设有激光医学选修课程。在临床上,激光医学普及不够,规范程度低,从业人员水平有待提高。临床医生大多仍是凭经验和直觉进行治疗,这就导致经验的推广和学习欠缺理论指导,一些激光新技术不能及时投入使用并为患者服务。积极编写此书正是为了更好地推广激光医学的知识和经验,为广大医务人员提供一定的参考,从而能更好地服务于患者。

中华医学会激光医学分会主任委员
任龙喜
2023 年 10 月

前　言

伴随着科技的发展,激光医学在临床得到了广泛的应用,也取得了良好的治疗效果,解决了临床上许多棘手的问题,得到了广大患者的认可。弱激光治疗作为激光医学的重要组成部分,也得到了长足的发展。但对于规范使用弱激光设备,设定相关的治疗参数以及把握治疗时间、治疗周期、治疗防护等,临床实际应用中仍然存在一定的混乱及误区。本书的创作目的,在于普及弱激光的临床应用基础,从临床实际出发,注重实际操作,引经据典,规范应用,避免治疗误区,以期正确指导临床工作,取得良好的治疗效果。

编写本书的另一个目的,也在抛砖引玉。时代在进步,社会在发展,激光医学应用广泛、前景广阔,已基本上发展成为一门体系完整、相对独立的学科,在临床医学中起着越来越重要的作用。未来激光医学将有巨大的发展潜力和空间,同时也面临着更多的机遇和挑战。

鉴于编者的水平所限,本书可能存在一定的错误及疏漏,敬请广大读者提出宝贵的修改意见,在此致以诚挚的感谢!

郭　涛　屈晓雯

2023 年 10 月

9

目 录

第一篇 总 论

第二篇 弱激光在毛发及头皮疾病中的应用

第三篇　弱激光在颜面部疾病中的应用

第四篇　弱激光在颈部疾病中的应用

第五篇　弱激光在胸部疾病中的应用

第六篇　弱激光在腹部疾病中的应用

第十篇　弱激光在足部疾病中的应用

第十一篇　弱激光在骨科疾病中的应用

第十二篇　弱激光在周围神经系统疾病中的应用

第一篇　总　　论

第一章

概　　述

第一节　弱激光治疗理论基础

弱激光的治疗理论基础是弱激光的生物刺激效应。相关的文献资料和丰富的临床实践工作说明,弱激光的许多生物效应无法用相对成熟的热作用、压强作用、光化学作用、电磁场作用或理论等作出较完美的解释。弱激光的生物刺激作用也并不是激光专属特有的,实际应用中的超声波、针灸等机械和热的物理因子也都可以产生类似的生物刺激作用。但弱激光的生物刺激作用有它独特的生物效应,这也正是弱激光治疗的魅力所在。经过大量的临床实践,也证明了它的独特性。虽然相比于其他的治疗手段,弱激光的基础研究显得薄弱了一些,但总有一些临床的研究给弱激光指明了进一步发展的方向和想象空间,因此它在医学和生物学上有着重要意义。

一、弱激光生物刺激作用机制

凡作用于机体后能引起机体产生相对反应的任何动因都可称为"刺激"。刺激源可以是物理的、化学的、机械的因子,还可以是精神刺激。各种刺激作用于生物体的各感受器官,然后转化为相应的神经冲动,经输入型的神经纤维传导到达大脑皮质,经由大脑中枢综合分析后发出相应的指令,经传出神经纤维传导至对应的效应器,对上述刺激作出各种应答反应。所以生物体对这种刺激所产生的应答反应可以是兴奋的,也可以是抑制的。

大量的临床实践和文献表明,弱激光作用于机体后能使机体产生一个兴奋的或者是抑制的应答反应,这个应答反应往往可以消除机体的病理过程。

1

朱平、吴小光对此有较深入的研究和总结[1]，认为这个应答的过程可以分为以下三个阶段：

（一）生物组织吸收激光光子能量

大量实验证明，只有被生物组织吸收的激光光子，才能引起机体效应器的应答性反应。所以生物分子吸收激光光子的过程就是一个能量的转换过程。当处于不同病理状态的生物分子吸收了不同能量（即不同波长）的激光光子后，光能即转换为热能、化学能或生物分子内能等。因为弱激光的能量限制，由弱激光所引起转化的热能、化学能和内能都是微量的，在临床实践方面，往往只表现为引起靶组织功能或构型等的改变，但不会引起靶组织的损伤。

（二）生物刺激作用

生物分子在吸收了弱激光的光子能量后，其能量发生转换，这种能量转换过程本身可能就是一种刺激；此外，伴随产生的微弱的热作用、压强作用、光化学作用等，则理所当然地成为另一种理化刺激源。当上述这些刺激源直接或间接作用于皮肤、神经、肌肉和腺体、细胞等可兴奋的组织时，就能产生兴奋，这种兴奋又促使有关系统的生物活动由弱变强，由迟滞变活跃，从而使蛋白质的合成活化、酶的活性提高、神经的兴奋性增强、活性物质的释放增加等。相反的一面，在另外一些刺激源或刺激强度下，则有可能使上述生命活动减弱，变成抑制。兴奋和抑制就是机体组织对刺激发生反应的两种形式。机体的许多活动都是兴奋与抑制对立统一的结果，例如神经系统一部分的兴奋可对其他部分或对其所支配的器官产生抑制作用。如迷走神经兴奋则可抑制心脏搏动，使心跳减慢甚至停止。治疗时，有时要兴奋，有时却要抑制，通常依靠选用适合的激光能量密度即剂量。一般说来，较小剂量时起兴奋作用，较大剂量时则起抑制作用。

（三）生物反应

实践表明，辐照的激光剂量太低不会发生刺激作用，太高则损伤靶组织，只有在大于刺激阈值和小于损伤阈值之间的激光剂量才是引起生物刺激作用所可能需要的量。其中较小剂量时可引起兴奋，较大剂量时可引起抑制。当选用适当波长、适当剂量的弱激光作用于生物体的适当部位以后，会发生所需要的刺激作用，受照组织作为对这种刺激的应答性反应，在分子水平上调节蛋白质和各种生物因子的合成，影响 DNA 的复制，调节酶的活性和功能；在细胞水平上则动员代偿、营养、修复、免疫和其他的再生或防御机制来消除病理过程。

在弱激光的治疗过程中，有时需要兴奋性应答，有时需要抑制性应答，这就要根据患者所患疾病的种类、性质、症状、病程及个体差异，来选用合适的激光剂量,才能产生有利于疾病康复的应答性反应,否则可能出现治疗疗效差,甚至使该刺激成了致病因子而加剧病情或产生不良反应等。

二、弱激光生物刺激效应

弱激光照射机体后,激光作为一种刺激源,将引起生物体一系列生物效应[1]。但生物体对这种刺激的应答反应可能是兴奋性的,也可能是抑制性的。

(一)对生物细胞的影响

各种实验表明,用不同波长的弱激光照射生物细胞时,激光对细胞内的色素、胚胎细胞、细胞器(指细胞壁、细胞核、细胞质和线粒体等)、细胞功能(包括细胞分裂、生长、分化、抑制、免疫等)均有不同程度的影响。

(二)对细菌和微生物的作用

当激光能量密度小时,对细菌生长起到刺激作用,只有能量密度达到一定值(不同菌种的值不同)时,才对其生长起抑制作用。例如用 $0.1J/m^2$ 的 He-Ne 激光辐照大肠埃希菌 CR54,与对照组比较,其细菌数明显增多,但当激光剂量达到 $120J/m^2$ 时,细菌成活率随之降低。

(三)对生物过程的刺激效应

1. **血红蛋白的合成**　用能量为 0.05~26J 的红宝石激光照射试管中培养的大鼠骨髓,结果是当激光能量小时,亚铁红素的合成随照射剂量增加而增加,激光能量大时出现抑制。血红蛋白的合成对激光照射的反应则相反,先是少许降低,然后略有增加。

2. **白细胞的吞噬作用**　用红宝石激光照射白细胞群,当能量密度为 $0.05J/m^2$ 时,白细胞吞噬作用加强;当能量密度逐渐增加到几焦耳每平方米时,其吞噬作用反而减弱。

3. **肠绒毛运动**　肠绒毛是非常敏感的,当用 $1.0~3.0J/cm^2$ 的红宝石激光照射狗肠绒毛时,绒毛运动加快;能量密度加大时,绒毛运动受到抑制;达到 $7J/cm^2$ 时,则肠绒毛受到破坏。

4. **黏膜再生和创伤的愈合**　大量临床资料表明,用 He-Ne 激光或红宝石激光照射各种创伤和急慢性溃疡,能加速溃疡痊愈,使创伤边缘和创伤床的细胞活性增强,分裂增多,并促进肉芽组织的形成。镜检发现有许多正在形成的细胞将创伤填补起来。

5. **消炎镇痛作用**　临床证明,弱激光有消炎止痛作用,可以治疗鼻炎、咽喉炎、中耳炎、肩周炎、关节炎、闭塞性脉管炎等几十种炎症,疗效十分明显。这种消炎作用,主要是机体免疫力提高的缘故。

6. **皮片长合和骨折再生**　用 He-Ne 激光照射移植的皮片,可改善血液供应,加速血管生长从而加速皮片长合。He-Ne 激光促进断骨骨痂形成,使骨折愈合。

（四）对机体免疫功能的影响

人体的免疫活性细胞可分为 T 淋巴细胞和 B 淋巴细胞。实验证明,弱激光的刺激作用可以促进或抑制上述细胞的免疫活性,其效果取决于辐照时间、激光功率、密度、剂量、波长等因素。各种激光的免疫作用都有一个对细胞损害的最小剂量,如 He-Ne 激光是 $0.51J/cm^2$。

（五）对神经的刺激作用

实验表明,激光可以通过人体表面和眼睛对神经产生作用。不同波长的多种的激光可以达到真皮层直接对神经末梢起作用,这种作用表现为神经冲动加快,从而引起机体内功能的变化。在临床治疗中表现为止痛、止痒、抗过敏等,还可加速切断神经再生。激光还可以通过眼睛的感光物质作用于大脑和神经-内分泌器官,如作用于松果腺以控制促黑色素的分泌,从而控制黑色素的合成。

（六）对内分泌腺的影响

弱激光照射可以调节肾上腺、甲状腺和前列腺功能。如用 He-Ne 激光照射眼部周围穴位和扶突穴可降低三碘甲腺原氨酸（T_3）、甲状腺素（T_4）水平,并抑制眼球突出,可用于治疗突眼性甲状腺功能亢进。用 25mW 的 He-Ne 激光照射兔头顶部,其血浆皮质醇含量显著升高,说明其可以活跃皮质功能。

（七）对血液系统的影响

大量实验和临床应用证明,用弱激光无论照射皮肤或进行血管内照射循环的血液,都将会引起血液系统的变化。1991 年河南医科大学激光医学研究中心用 10mW 的 He-Ne 激光照射高脂血症兔心前区及足三里穴,发现使兔的心肌血管扩张,且血液黏度下降,血脂降低,乳酸脱氢酶、Na^+-K^+-ATP 酶的活性升高。以低强度 He-Ne 激光和波长为 630nm、650nm 的半导体激光行血管内照射,可降低红细胞、血小板的聚集,使内源性肝素水平和纤溶活性提高,血沉下降及纤维蛋白原水平下降,红细胞变形能力提高,使血液黏度降低,形成血液的低凝状态,从而改善组织器官的血流动力学和微循环。

三、弱激光生物刺激作用的规律

实验研究和临床实践表明,弱激光的刺激作用引起的生物效应,既与激光参数有关,又和受照靶组织的生物学特征有关,还与激光的强度有关,而且这些关系都不是线性的[1]。

（一）刺激效应的相变规律

激光的剂量等于正入射功率密度和照射时间的乘积。按理说,当照射面积不变时,激光功率加倍、作用时间减半,其生物刺激效应当是一样的,但实践证明,当激光功率密度小于某一值时,即使作用时间很长,导致剂量值很大,却不会引起兴奋和抑制。所以要产生刺激效应,激光的功率密度要超过某一个阈值,低于阈值时,弱激光刺激作用的效应则不明显。

(二)抛物线规律

一般说来,激光引起的效应从第3日起逐渐增强,到10~17日最大,再刺激下去效应会逐渐减弱,到某一日就会变成抑制作用。因此,我们在用He-Ne激光做治疗时,每次剂量需适度,一个疗程20次左右,两个疗程之间要休息几日,这个问题比较复杂,因机体本身具有修复功能,有时要根据疾病和个体因素综合决定。

(三)积累效应

前面谈到,当弱激光作用于生物体后,将引起靶组织一系列应答性反应——兴奋或抑制。由于机体有修复功能,受刺激后(如一次照射)经过一段时间即可恢复到原来状态。若修复完毕后再施以第2次刺激,则将重复以上过程,并无积累作用。如果在第1次刺激后,修复完毕前就给予第2次刺激,则将产生积累效应。由此可知,在用弱激光治疗时,若想产生消除病理过程的应答反应,必须连续多次照射才能奏效,同时,又应考虑疗效的抛物线规律,在连续照射一定次数后,必须停止照射治疗一段时间方可再做第2个疗程的治疗。

第二节 弱激光治疗常用设备

弱激光器通常按工作物质、输出方式(工作方式)、激光波段、激励方式等来分类。

一、按工作物质分类

(一)气体激光器

气体激光器的工作物质主要是气体或蒸汽,其产生激光的波长范围分布很广,几乎遍布了从紫外到远红外整个光谱区。另外,气体工作物质均匀性较好,使得输出光束的质量较高,如He-Ne激光的单色性很高,其发散角只有1~2mrad,比一般的固体和半导体激光要小得多,可以很好地用于准直、导向等。气体激光器除了具有输出波长范围广泛、光束质量好的特点外,还具有能量转换效率高、结构简单、可靠性强及价格低廉等特点。缺点是一般设备体积较大,移动不方便,能量密度较低,能量容易衰减。临床方面既可以扩束照射治疗,也可以做针灸治疗用。最常用的弱激光气体激光器就是He-Ne激光（连续波长 632.8nm,红色可见光）。

（二）半导体激光器

随着科技的进步,半导体激光近些年的发展较快,在临床上得到了较广泛的应用。半导体激光器以半导体材料为激光工作物质。半导体激光器的特点是体积小、重量轻、效率高,结构简单而坚固,寿命长,能量密度高。半导体激光器现用于照射治疗、针灸等方面,常用的半导体激光器有可见光波段激光（波长 630nm、650nm、670nm）和红外波段激光（810nm）。红外波段的半导体激光有一定的热作用。部分半导体激光器的功率较大,适合于较大面积的疾患治疗,在能量较集中的针灸治疗时要做好能量的调节和防护,防止对患者造成伤害。

二、按其他方式分类

激光器的工作方式是按激光输出持续时间的长短来区分的。激光器按工作方式分类常见的有连续、脉冲和长脉冲、超脉冲等形式。

除上述分类之外,还有按激光波段（如红外、可见、紫外……）、输出功率（如高功率、低功率）、激励方式（如电激励、光激励、热激励、化学激励）进行分类的,按激光用途（如军用、民用、医用）和光学谐振腔的结构形式分类的等。但目前应用的激光器主要是按工作物质来分类的。

第三节 弱激光治疗方式方法

弱激光作用于人体的途径是多种多样的,体表有伤口或溃疡的直接照射、内脏器官体表照射、穴位照射、鼻腔内照射等,体内有利用光纤实现的血管内照射、支气管内照射和肠内照射等。一般激光针灸和弱激光局部照射（理疗）较为常用。朱平、吴小光[2]对此的研究和总结如下:

一、弱激光局部照射疗法

这是目前临床上最常用的治疗方法。弱激光局部理疗照射使用的激光有 He-Ne 激光、CO_2 激光,以及 630nm、810nm 半导体激光等。He-Ne 激光的理疗局部照射功率一般为几十毫瓦到几百毫瓦,用于消炎及促进伤口愈合;CO_2 激光的理疗局部照射功率一般为几百毫瓦到几瓦,CO_2 激光的波长为 10.6μm,照射人体组织时主要产生热效应;但现在已很少使用。630nm、810nm 半导体激光目前是使用最普遍的也是治疗效果较好的理疗激光,输出功率从几十毫瓦到几瓦,通过对人体病灶点进行照射治疗,可以达到快速消炎、改善血液循环、激活脑内啡肽系统、抑制神经系统传导、促进组织修复等功效。弱激光理疗对急慢性疾病、神经性疼痛及功能障碍、运动系统的急慢性损伤、风湿病、感染及非感染性炎症和皮肤病等都可以进行辅助治疗。

弱激光局部理疗照射对人体的作用有如下几个方面：

1. **快速消炎** 激光照射机体有促进免疫功能正常化的作用。

2. **改善血液循环** 激光直接照射血流减少的疼痛部位或间接照射支配此范围的交感神经节均可引起血流增加，促进致痛物质代谢，缓解疼痛。

3. **激活脑内啡肽系统** 机体接受激光照射可增加脑肽代谢，使脑内类吗啡样物质释放加快，从而缓解疼痛。

4. **抑制神经系统传导** 激光照射不仅抑制刺激的传导速度，亦抑制刺激的强度及冲动频率，对疼痛刺激引起的末梢神经冲动、传导速度、强度及冲动频率均有抑制的作用。

5. **组织修复** 激光照射可促进新生血管生长和肉芽组织增生，刺激蛋白质合成。毛细血管是肉芽组织的基本成分之一，是完成伤口愈合的前提条件，肉芽组织毛细血管越丰富，组织供氧量越充分，就越有助于各种组织修复细胞的代谢和成熟，促进胶原纤维的产生、沉积和交联。

二、激光针灸

针灸是中医学的重要组成部分，是治疗疾病的一种重要方法。激光针灸是将弱激光通过光纤导出，作为"光针"进行穴位照射，以代替传统针刺的刺激作用，从而达到治疗疾病的目的。不过传统针灸对穴位是机械刺激，而光针则是利用弱激光的生物刺激效应对穴位进行照射的。有些患者在接受光针治疗时会出现针灸时的特异性反应，如酸、胀、抽、温流、蚁行、虫爬、凉流等"得气"的感觉。临床研究发现，交感神经活化可以提高白细胞的数目，如用He-Ne激光和半导体激光（波长 810nm）穴位照射分别对白细胞减少症和恶性肿瘤化疗引起的白细胞减少有疗效。

三、弱激光血液照射疗法

临床治疗研究结果均证实了弱激光血液照射疗法对某些疾病有较好的疗效。弱激光血液照射疗法对机体的作用主要表现为：改善血液流变学性质，纠正微循环障碍；调节免疫系统，提高免疫功能；改善神经细胞代谢、传导状况，调整神经功能等。由于弱激光照射疗法不存在传统药物疗法所具有的毒性和不良反应，因而使得一些长期依赖药物治疗的慢性疾病有了可以减少使用或者不使用药物的替代治疗方法。通过广泛推广使用弱激光桡动脉体表照射、鼻腔内照射，可以对降低血黏度、降低三酰甘油、降低胆固醇起到很好的辅助治疗作用，降低心脑血管疾病的发病率。目前在医院内应用不是很广泛,趋向于家庭使用。

四、血管内低强度激光照射疗法

血细胞内存在内源性光敏剂,例如白细胞的维生素 B、红细胞的血红蛋白等。照射血细胞的激光由内源性光敏剂所产生的活性氧介导。研究表明,血管内低强度激光照射疗法可以提高免疫力,增加红细胞的变形性,提高血液的携氧能力,同时提高肝肾功能,促进抗氧化功能。动物实验和临床研究证明这种治疗可以改变血液流变学,调节机体免疫,改善机体的中毒状态,改善机体缺氧状态,增加缺血组织的血流量和加快血流速度。因此,可以用于对抗生素耐药的细菌感染的治疗。

因各方面的限制及其他原因,二十世纪末期有较多相关的报道,目前临床应用及报道很少。

第四节　弱激光的防护

弱激光在临床上的应用很广泛,虽然操作较简单,设备的能量密度也较低,但操作不当或防护不当依然有可能对患者造成一定的伤害。所以首先患者在进入治疗室前,医务人员应该对其有一个简短的防护健康宣教。其次,无论是激光治疗室还是弱激光治疗从业人员,都要求有一定的防护措施。同时对激光设备也要求有一定的管理规定和措施。

一、激光治疗室的安全防护措施

1. 应设专用工作区　激光工作区要求张贴特殊标志,以保证外人和未受保护的人不能进入专用工作区。激光设备应放在室内人员经过较少的地方,以免意外损伤。

2. 室内照明要有充足的亮度,这样可使瞳孔缩小,减少入射到眼中激光的强度。另外激光束不应和人眼在同一高度。激光室的墙壁应用浅色漫反射的涂料,以减少镜式反射和提高光亮。室内还应通风良好,使氮(冷却用)、臭氧等在空气中的浓度不超过准许值。室内物品应减少到最低限度,不能放置镜子等强反射物件,其他必须放置的物品表面应粗糙。

3. 在激光治疗室的入口处应张贴醒目的激光危险标志。

二、工作人员的安全防护措施

1. 对具体操作、使用、接触激光的人员要进行安全防护知识的教育、训练和考核,使他们了解各级激光器的潜在危险,并在出现危险时能够进行应急处理。

2. 制订安全操作规程和管理制度,监督使用者严格执行,确保激光器安全使用,这样才能把激光束的危害程度降到最低。

3. 在调试激光器的光学系统时,要采取严格的防护措施,以保证人的眼睛不受到原激光束或镜式反射光束的照射。

4. 建立工作人员健康档案,记录各时期的体检结果。若发生事故,要采取紧急的处理措施,并记录事故发生的过程和受伤程度。

5. 激光治疗室应提供防护眼镜,注意对眼睛的防护。

6. 其他安全防护。注意对污染、噪声、电离辐射、化学毒剂等的防护。

三、激光器的分级管理措施

1. 第 1 级激光器是无害免控激光器,不必采用避光措施,但考虑到慢性损害,应避免人眼持久地注视光束。

2. 第 2 级激光器属于低功率可见光激光器,这类激光照射到人眼一般不会引起伤害,但长时间注视激光束就会产生累积损伤。所以不要长久地直视激光束。同时,应该在安放第 2 级激光器的房间门上和激光器的外壳及其操作面板上张贴"当心"或"注意"字样的安全警告标记。

第五节　弱激光的不良反应

激光对机体可能造成的损伤主要有热损伤、机械损伤、光化学损伤和生物刺激损伤。受损伤的部位主要是眼、皮肤和神经系统。激光束照射人体组织时,并非在所有情况下都会造成损伤,只有当入射到机体上的激光功率密度或能量密度超过某一临界值时才会引起机体的损伤,我们把这一临界值称为致伤阈值(damage threshold)。其定义为:在特定波长的激光照射下,致组织最轻损伤时,受照组织处的激光功率密度或能量密度,单位为瓦每平方厘米(W/cm^2)或焦每平方厘米(J/cm^2)。激光致伤阈值是判断组织有无损伤的分界线。但应注意,激光的致伤阈值不仅与激光的波长有关,而且与受照机体的部位有关。例如,眼和皮肤的致伤阈值是不同的。致伤阈值还与人的肤色有关,因而各国所测得的致伤阈值是有差别的;同时,同肤色之间也具有个体差异性。本节分别讨论激光对眼、皮肤、神经的损伤及阈值[3]。

一、激光对眼的损伤及阈值

直视太阳、电弧灯等高亮度的光源,会损伤视力,甚至致盲。如果直视光强度更大的激光,将会造成更严重的损伤。大量光能在短时间内落在视网膜上,而光化学所消耗的能量是有限的,其余的能量被视网膜上的黑色素吸收后转化成热量,这些热量的一小部分被脉络膜中的血流带走,其余将使视网膜温度迅速升高。当温度升高到47~57℃时,就会引起视网膜的伤害,感光细胞团凝固而变性坏死,失去感光作用,导致视力的减弱或失明。

激光对眼睛的损伤不仅仅限于眼底,红外波段的激光对眼的折光系统,如角膜、晶状体、房水也会造成损伤。损伤的部位和损伤的程度受多种因素的影响,主要因素有入射激光的波长、激光的强度、眼睛瞳孔的大小、视网膜上像斑的大小、激光的入射角度和眼底颜色的深浅等。

（一）眼损伤与激光波长的关系

激光的波段分三部分:①紫外波段,波长400nm以下,分短波紫外线（UVC,波长200~280nm）、中波紫外线（UVB,波长280~320nm）和长波紫外线（UVA,波长320~400nm）;②可见光,波长400~700nm;③红外波段,波长0.75~1 000μm,分近红外波段（波长0.75~1.4μm）、中红外波段（波长1.4~3μm）,远红外波段（波长3~1 000μm）。

1. **可见光和近红外光对眼的伤害**　尽管眼睛具有自我保护功能,但激光的强度高于自然界强光,当它超过一定阈值时,眼睛的上述自卫能力便失效。其中可见光和近红外光对眼的伤害尤为严重,因为眼的屈光介质对可见光的透射率高,吸收率低,聚焦能力非常强,可使入射的激光能量密度提高几千甚至几万倍,即大量的光能瞬间聚集在视网膜上,能够损伤视网膜,尤其是眼的黄斑区,严重者会造成失明。

2. **远红外光对眼睛的损害**　这类波长的激光全部被角膜吸收,光辐射被角膜吸收后,如损伤局限在角膜外部上皮层内,产生的症状（角膜炎、结眼炎、感到眼痛、异物感、畏光、流泪、眼球充血、视力下降等）一般2日后会逐渐消失,原因是角膜表面细胞具有较强的再生能力。如损伤深达内部组织,则可能造成瘢痕及永久性角膜混浊,致使功能严重损伤。

3. **紫外光对眼睛的损害**　300~400nm的紫外光几乎全部光能被角膜、晶状体吸收,并且紫外线具有累积破坏效应,即使受到相当弱的紫外光照射,时间久了,也会使眼的折光系统受损,引起晶状体和角膜混浊。

（二）激光对眼的慢性损伤

1. **漫反射引起的损伤**　长期从事激光工作的人员常会感觉眼部不舒适,视觉功能有所降低,如光感和对比感降低、光感阈值增高等,角膜有时出现浅层点状着色,或视网膜出现点状病灶,且易患角膜炎和结膜炎,这均是由漫反射或弱散射多次照射的累积作用所致。

2. **晶状体白内障**　若超过致伤阈值的漫反射紫外光及红外光长期反复作用于眼,就会引起晶状体蛋白质凝固和变性,使晶状体混浊,影响视力,造成白内障。

3. **闪光致盲和视觉后像**　眼突然受激光照射后,虽说没有造成任何器质性损伤,但相当长一段时间内看不清东西,甚至看不见东西,这种现象叫闪光致盲。当激光停止照射后,眼还仍然隐隐约约地看到这样一个光源在继续照射,这叫视觉后像。它们均是由激光而引起的视觉功能障碍。

二、激光对皮肤的损伤及阈值

皮肤受到激光照射,当激光的能量密度(或功率密度)足够大时,就可以引起皮肤的损伤。损伤情况主要表现为皮肤发红、起水疱、汽化、烧焦、燃烧等。应注意,激光对皮肤的损伤程度与激光的功率密度及波长、皮肤颜色的深浅、组织所含的水分、角质层的厚薄等因素有关。激光损伤皮肤的程度是由皮肤对激光的透射率和吸收率决定的。而对同一皮肤,激光的透射率和吸收率又是由激光的波长决定的。透射率高,主要造成皮下组织的损伤,皮肤本身的损伤就轻;吸收率高,则主要损伤皮肤,激光透入皮下就很浅。皮肤对可见激光透射率较高,因而在皮肤表面并无损伤时,在皮肤内部却可能造成伤害;皮肤对紫外光和红外光的激光吸收率很高,故这两类激光是伤害皮肤的主要激光波段。

1. 红外光对皮肤的作用是热烧伤。当此类激光照射皮肤,功率比较小时,它能使毛细血管扩张,使皮肤发红发热。随着激光功率密度的增大,热烧伤的程度也随之加重。

2. 紫外光对皮肤的作用,主要是光化作用。当紫外光照射皮肤时,可以引起皮肤红斑、老化,过量时甚至引起癌变。在紫外光中,以波长在270~290mm 的紫外光对皮肤的危害性最大,波长比 290mm 大或者比 270mm 小的,其危害程度都相对减少。

3. 此外,皮肤里所含黑色素越多,受激光照射后,细胞被破坏而死亡的越多。这说明,用强度相同的激光作用于皮肤时,肤色越深的人,所受到的损伤越重。

三、激光对神经系统的损伤

1. 不少激光工作者反映他们发生了失眠、头痛、烦躁或抑郁、精力不能集中、记忆力减退、全身疲劳、易怒等现象。这可能与长期接触激光有关。某些波段的激光可能穿过皮肤,直接刺激到神经末梢,引起神经生理功能的一些改变,从而引起机体功能的变化。因此激光照射对神经系统也可以引起损伤。

2. **光过敏反应**　有极少部分的患者在接受弱激光照射治疗的过程中,会出现心慌、恶心、呼吸急促、皮肤出冷汗、全身不适等症状,与临床上过敏反应的症状非常相似,此时停止激光照射,症状马上缓解或逐渐减轻。我们把这种反应称为光过敏反应。

发生光过敏反应的机制不是很清楚。光过敏反应可以出现在首次治疗时,也可以出现在后续的某一次治疗中。所以从事弱激光治疗时,治疗室要有专职人员负责巡视,间断询问患者的治疗反应。

一旦出现光过敏反应,第一时间立即停止激光治疗,嘱患者身心放松,保持治疗室空气流通。必要时准备急救措施。

第二章

强激光设备的弱激光治疗应用

第一节　常用于弱激光治疗的强激光设备

强激光治疗的定义：直接辐照可导致生物组织发生不可逆性损伤，这种强反应水平的激光称为强激光。利用激光对组织进行凝固、汽化或切割，以消除病变组织和器官及修复创伤的治疗，称为强激光治疗。一般情况下，强激光治疗使用的激光医疗设备的输出功率在1W以上。在聚焦情况下，1W以下输出功率的激光束也可实现强激光治疗所需的功率密度而用于弱激光治疗。

常用于弱激光治疗的强激光医疗设备包括[4]：

1. **CO_2 激光器**　不可见的远红外光，一般通过导光关节臂传输。水对该段波长吸收率极高。

2. **Ar^+ 激光器**　可见蓝绿光，可经光纤传输，血红蛋白对该段波长的吸收率极高。

3. **Nd:YAG 激光器**　不可见的近红外光，可经光纤传输。血红蛋白对该段波长有一定吸收，在组织中穿透较深。

4. **Er:YAG 激光器**　不可见红外光，可经光纤传输。其输出波长接近水的吸收峰值 $3.0\mu m$，治疗中对周围组织的热损伤较小。

5. **Ho:YAG 激光器**　不可见红外光，可经光纤传输。其输出波长接近水的另一个吸收峰值 $2.0\mu m$，治疗中对周围组织的热损伤较小。

6. **准分子激光器**　激光输出在紫外光波段。目前在眼科和皮肤科应用较为成熟。

7. **半导体激光器**　由于其波长从紫外光到红外光波段可选择范围宽，可经光纤传输，临床应用范围越来越广。

第二节　强激光设备应用于弱激光治疗的方式

强激光设备应用于弱激光治疗时，常用的治疗方式[5]如下：

13

一、激光凝固

用原光束或通过光导纤维或关节臂传输进行激光治疗,在一定强度激光照射下组织温度达到 45~70℃,在 10 秒内出现热凝固、脱水和细胞坏死。组织学观察可见局部组织自溶分解,其坏死是均匀的,凝固区的细胞均可累及。

二、激光焊接

用较小剂量的激光照射断裂的血管、淋巴管或神经的断端,可使组织产热致融合、粘接,即为激光的焊接作用。

三、激光汽化、碳化和气化

用高强度的激光束照射组织,当局部温度超过 100℃时,细胞内、外的水分可急剧蒸发,产生大量水蒸气,冲出细胞和组织,并带走一些细胞碎片,肉眼可见白色烟雾,即为激光的汽化作用;当局部温度超过 400℃时,皮肤迅速碳化,组织发生干性坏死,血液和血浆蛋白凝固,形成棕黑色的碳化物,用生理盐水棉球可擦去,即为激光的碳化作用。在温度达 530℃以上时,组织直接由固体变为气体,并以极高的速度从组织射出,称为气化作用。

四、激光切割

用强度极高的聚焦功率激光来照射组织,可使局部温度超过 530℃,组织所有成分可由固体直接变成气体,达到非接触式切割的效果。切割的深度和止血程度取决于激光束的移动速度。切割效果好的激光以 CO_2 激光为首选。

五、选择性光热作用

根据不同组织的生物学特性,通过选择合适的激光器及参数(如激光波长、脉宽、能量等)在保证最有效治疗病变部位的同时,对周围正常组织的损伤最小,即实现对病变靶组织的选择性损伤。实现选择性光热作用的前提是激光的脉宽应小于或等于靶组织的热弛豫时间;第二是选择能作用到靶组织并被靶组织强烈吸收的波长;第三是要根据靶组织的特性及治疗当时的反应等来选择合适的能量。常用基于选择性光热作用的激光器有脉冲染料激光器、Q 开关激光器等。

强激光设备的弱激光常用方式:利用强激光的能量密度可调、脉宽很短的优势,在低于正常皮肤等组织损伤阈值的条件下,针对性地解决一些临床上的问题,如激光针灸、局部快速多次平扫治疗等。这方面应用较多的是 CO_2 激光和调 Q 激光,或脉宽可调的 1 064nm 激光等。CO_2 激光的针灸治疗作用,类似于中医的艾灸,但又是非接触、无损伤的,可以用艾灸的理论得到很好的解释。调 Q 激光或脉宽可调的 1 064nm 激光等的局部快速多次平扫治疗,源于其他治疗的无意中发现,特别是应用于末梢神经损伤或功能障碍等,有神奇的疗效。理论上除了中医的艾灸,也可以参考"光针"的刺激效应。

参 考 文 献

[1] 朱平,吴小光.激光与激光医学.北京:人民军医出版社,2011:48-53.
[2] 朱平,吴小光.激光与激光医学.北京:人民军医出版社,2011:240-264.
[3] 朱平,吴小光.激光与激光医学.北京:人民军医出版社,2011:308-317.
[4] 中华医学会.临床技术操作规范:激光医学分册.北京:人民军医出版社,2010:15-16.
[5] 中华医学会.临床技术操作规范:激光医学分册.北京:人民军医出版社,2010:16.

第二篇 弱激光在毛发及头皮疾病中的应用

第一章

毛 发 疾 病

第一节 脱发、斑秃

随着人们生活水平的进一步提高,越来越多的人开始关注自己的毛发问题。弱激光在毛发疾病的治疗方面,有自己独特的优势,解决了一部分临床棘手的问题。

一、雄激素源性脱发

雄激素源性脱发(androgenetic alopecia)又称男性型秃发(male pattern alopecia),或早秃(remature alopecia),为头皮毛发从粗长毛变为毳毛的渐进过程,表现为进行性头发密度减小。

(一)病因和发病机制

本病可有家族史。为常染色体显性遗传,其遗传特性需在雄激素作用下才表现出来。组织中的 5α- 还原酶能使睾酮转变为二氢睾酮,男性型秃发的脱发部位二氢睾酮增加,可能与遗传的 5α- 还原酶异常有关,因此认为抑制 5α- 还原酶可能是防治本病的主要途径。

(二)临床表现

多累及男性,常在 20~30 岁发病。男性最初表现为前额两侧头发变得纤细而稀疏,并逐渐向头顶延伸,额部发际向后退缩,头顶头发也可脱落;随着秃发的缓慢进展,前额变高形成"高额",进而与顶部秃发区域融合,严重者仅枕部及两颞保留少量头发。脱发处皮肤光滑,可见纤细毳毛生长。女性病情较轻,多表现为头顶部头发稀疏,但前额发际线并不上移。一般无自觉症状或有微痒。

(三)诊断和鉴别诊断

根据可能存在的家族史及典型临床表现诊断。本病应与其他原因导致的脱发进行鉴别,如营养不良、药物、内分泌疾病(甲状腺功能减退或亢进、甲状旁腺或垂体功能低下)和缺铁性贫血等。女性患者若发病较快并伴有痤疮、多毛症、男性化或停经者应考虑内分泌功能紊乱。

(四)治疗

本病缺乏有效疗法。可外用 2%~5% 米诺地尔酊;非那雄胺可减慢脱发、增加头发数量及加快头发生长;某些患者可施行头发移植术,即将自体后枕部的头发移至头顶[1]。

弱激光治疗:因低能量激光的生物调节效应主要包括减轻局部炎症反应、刺激毛囊细胞的有丝分裂、诱导毛发再生的能力及改善局部血液循环等,故近年来弱激光被越来越多应用于雄激素源性脱发的辅助治疗或联合治疗。弱激光具有便捷、安全、不良反应少的优势,其机制可能包括:①细胞内光感受器如线粒体呼吸链中的细胞色素 c 氧化酶可吸收光能转化为电子激发态,增加线粒体膜电位,从而产生低水平的活性氧(ROS),随后 ROS 可引起 Wnt 通路及多种胞内信号级联效应,以延长生长期、诱导细胞增殖、维持毛囊干细胞分化和抑制凋亡;②近红外光辐照的热效应诱导局部血管舒张进而增加血流量;③电子传递链的激活可诱导被激活的巨噬细胞从促炎的 M1 表型转变至抗炎 M2 表型。在诸多治疗方案中,联合治疗疗效更佳,如低能量激光联合非那雄胺可能缩短患者的整体治疗时间,同时降低患者生理上和精神上的痛苦。

二、斑秃

斑秃(alopecia areata)为一种突然发生的局限性斑片状脱发,可发生于身体任何部位,头发全部脱落称全秃(alopecia totalis),全身毛发均脱落称普秃(alopecia universalis)。

(一)病因和发病机制

病原尚不完全清楚,可能与遗传、情绪、应激、内分泌失调、自身免疫等因素有关。

(二)临床表现

本病可发生于任何年龄,但以青壮年多见。皮损为突然发生的圆形或椭圆形、直径 1~10cm、数目不等、境界清楚的脱发区,皮损区皮肤光滑,无炎症、鳞屑和瘢痕；进展期脱发区边缘头发松动，很容易拔出（轻拉试验阳性）；拔出的头发显微镜下观察可见毛干近端萎缩，呈上粗下细的"惊叹号"样；如皮损继续扩大、数目增多，可互相融合成不规则的斑片。多数患者发病 3~4 个月后进入恢复期，局部有毛发长出，最初为细软色浅的绒毛，逐渐增粗、变黑，最后恢复正常。约 50% 患者可复发，多为早年发病、病程长、脱发区域广泛者；头皮边缘部位（特别是枕部）毛发较难再生；少数全秃和普秃患者病程可迁延多年。

（三）诊断和鉴别诊断

根据典型临床表现本病一般容易诊断。本病应与假性斑秃及头癣进行鉴别。假性斑秃是一种炎症性瘢痕性脱发，常继发于头皮红斑狼疮、扁平苔藓等炎症性皮肤病，秃发部位皮肤萎缩变薄，毛囊口消失，秃发区境界清楚。

（四）治疗

去除可能的诱发因素，注意劳逸结合。对秃发范围广或全秃、普秃患者，可考虑佩戴假发以减轻心理负担。

1. 外用药物治疗　2%~5% 米诺地尔酊剂、盐酸氮芥溶液等外用 2 个月可见毛发新生；孤立性、顽固性皮损可用泼尼松龙混悬液与 1% 普鲁卡因等量混合后皮内注射。

2. 内用药物治疗　对迅速广泛的进展期脱发可口服中小剂量泼尼松，数周后逐渐减量并维持数月，一般 2 个月内毛发开始生长，但停药后可能复发；胱氨酸、泛酸钙、维生素 B 等有助于生发；精神紧张、焦虑、失眠患者可给予溴剂或其他镇静剂[1]。

3. 弱激光治疗　308 准分子激光、窄谱紫外线、长波紫外线、点阵激光、弱激光等均可以用于斑秃治疗，其中弱激光通过光生物调节作用对细胞或组织产生有益的影响。光生物调节作用的可能机制为：减轻炎症、疼痛、水肿，修复受损组织；抑制 NO 从细胞色素氧化酶中解离，增加线粒体膜电位；通过线粒体氧化实现对干细胞的作用等。弱激光疗法治疗不良反应较少且有效率高，故用于斑秃的辅助治疗或者联合治疗。

第二节　毛囊炎、头癣

毛囊炎和头癣等是临床的常见病，除了常规的治疗手段，弱激光治疗提供了全新的治疗方式，取得了良好的治疗效果。

一、毛囊炎

毛囊炎（folliculitis）是累及毛囊及其周围组织的细菌感染性皮肤病。

（一）病因

本组皮肤病多为凝固酶阳性金葡菌感染引起,偶可为表皮葡萄球菌、链球菌、假单胞菌属、大肠埃希菌等单独或混合感染。

（二）临床表现

毛囊炎系局限于毛囊口的化脓性炎症。好发于头面部、颈部、臀部及外阴。皮损初期为红色毛囊性丘疹,数日内中央出现脓疱,周围有红晕,脓疱干涸或破溃后形成黄痂,痂皮脱落后一般不留瘢痕。发生于头皮且愈后留有脱发和瘢痕者称为秃发性毛囊炎(folliculitis decalvans);发生于胡须部称为须疮(sycosis);发生于颈项部,呈乳头状增生或形成瘢痕硬结者,称为瘢痕疙瘩性毛囊炎(folliculitis keloidalis)。

（三）实验室检查

可取脓液直接涂片,革兰氏染色后镜检,同时留取标本做细菌培养和鉴定,并作药敏试验。

（四）诊断

毛囊炎可依据以毛囊为中心的炎性丘疹和小脓疱作出诊断;疖则根据深在性毛囊性硬结、中央有脓栓,伴红肿热痛进行诊断;痈则根据炎症更加广泛,表面有数个脓栓,脱落后形成蜂窝状深在性溃疡进行诊断。

（五）预防和治疗

应注意皮肤清洁卫生、防止外伤及增强机体免疫力等。本病以外用药物治疗为主,多发性毛囊炎及较严重的疖、痈应同时进行内用药物治疗。

1. **外用药物治疗**　早期疖未化脓者可热敷或外用20%鱼石脂软膏、3%碘酊,亦可外用莫匹罗星软膏或5%新霉素软膏。

2. **内用药物治疗**　可选用青霉素类、头孢类、大环内酯类或喹诺酮类抗生素,也可根据药敏试验选择抗生素。疖病患者应积极寻找基础疾病或诱因,可同时使用免疫调节剂(如转移因子)。

3. **手术治疗**　晚期已化脓破溃的疖和痈应及时切开引流,切忌挤捏和早期切开,尤其是发生在鼻孔及上唇“危险三角区”者[2]。

4. **弱激光治疗**　弱激光照射治疗后照射部位微血管扩张、血流加速,增加静脉回流,改善并增加组织的微循环,增加组织的新陈代谢,具有消炎、消肿、减少渗出,促进炎性渗出物吸收的作用,同时可提高机体的免疫力,促进皮肤损伤修复。弱激光照射治疗毛囊炎疗效显著,无痛苦及副作用,操作简单,便于推广应用。He-Ne激光局部照射治疗,输出功率30~150mW,垂直照射毛囊炎皮损区,左右两侧分别照射,每日1~2次,两次治疗间隔4小时以上,每次10~15分钟,15~20次为一个疗程。

二、头癣

头癣（tinea capitis）是指累及头发和头皮的皮肤癣菌感染。

（一）病因

黄癣由许兰毛癣菌（T.schoenleinii）感染引起；白癣主要由犬小孢子菌（M.canis）和石膏样小孢子菌（M.gypseum）感染引起；黑点癣主要由紫色毛癣菌（T.violaceum）和断发毛癣菌（T.tonsurans）感染引起。头癣主要通过与癣病患者或患畜密切接触而传染，共用污染的理发工具、帽子、枕巾等物品也可间接传染。

（二）临床表现

多累及少年儿童，成人少见。根据致病菌和临床表现的不同，可将头癣分为黄癣、白癣、黑点癣、脓癣四种类型。目前黄癣已明显减少，但随着饲养宠物的增多，白癣、脓癣发病率有所增加。

1. **黄癣（tinea favosa）** 俗称"痢痢头""秃疮"。皮损初起为针尖大小的淡黄红色斑点，覆薄片状鳞屑，以后形成黄豆大小的淡黄色痂，周边翘起，中央紧附着头皮形如碟状（黄癣痂），除去痂后其下为潮红糜烂面，扩大后可融合并形成大片，严重者可覆盖整个头皮。真菌在发内生长，造成病发干燥无光泽，变脆易折断，毛囊破坏，毛发脱落并形成大片永久性秃发，愈后遗留萎缩性瘢痕。患者一般无明显自觉症状或伴轻度瘙痒，皮损处散发出特殊的鼠臭味。有些患者仅表现为炎性丘疹和脱屑而无典型黄癣痂，易误诊。许兰毛癣菌亦可侵犯皮肤和甲板而并发体癣和甲癣。

2. **白癣（white ringworm）** 皮损初起为群集的红色小丘疹，很快向四周扩大成灰白色鳞屑斑，圆形或椭圆形，而后附近出现数片较小的相同皮损。病发于高出头皮 2~4mm 处折断，残根部包绕灰白色套状鳞屑（菌鞘），后者由真菌寄生于发干而形成。患者有程度不同的瘙痒。白癣一般无炎症反应，至青春期可自愈，这与青春期皮脂腺分泌活跃，皮脂中不饱和脂肪酸对真菌生长有抑制作用有关。本型不破坏毛囊，故不造成永久性秃发，愈后不留瘢痕。

3. **黑点癣（black-dot ringworm）** 较少见，儿童及成人均可发病。皮损初期为散在的鳞屑性灰白色斑，以后逐渐扩大成片。病发刚出头皮即折断，毛囊口处断发呈黑点状，故称黑点癣。皮损炎症轻，稍痒。病程发展缓慢，可久病不愈。由于本型属发内型感染，故愈后留有局灶性脱发和点状瘢痕。

4. **脓癣（kerion）** 近年来有增多趋势，是亲动物性皮肤癣菌引发的头皮强烈感染性变态反应。皮损初起为成群的炎性毛囊丘疹，渐融合成隆起的炎性肿块，质地软，表面有蜂窝状排脓小孔，可挤出脓液。皮损处毛发松动，易拔出。常伴耳后、颈、枕部淋巴结肿大,轻度疼痛和压痛;继发细菌感染后可形成脓肿,亦可引起癣菌疹。由于本型可破坏毛囊,愈后常引起永久性秃发和瘢痕。

（三）实验室检查

1. 真菌直接镜检　黄癣病发可见发内与毛发长轴平行的菌丝和关节孢子,黄癣痂内充满厚壁孢子和鹿角状菌丝;白癣病发可见围绕毛发排列的圆形小孢子;黑点癣病发可见发内呈链状排列的圆形大孢子。

2. 滤过紫外线灯（Wood 灯）检查　黄癣病发呈暗绿色荧光;白癣病发显示亮绿色荧光;黑点癣病发无荧光。

（四）诊断和鉴别诊断

根据临床表现、真菌镜检和滤过紫外线灯检查,头癣的诊断一般不难。本病应与脂溢性皮炎、头皮银屑病、头皮脓皮病等进行鉴别。

（五）预防和治疗

对患者应做到及早发现、积极治疗,并做好消毒隔离工作;对患癣家畜和宠物应给予相应处理;对托儿所、学校、理发店等应加强卫生宣传和管理。

应采取综合治疗方案,服药、搽药、洗头、剪发、消毒、弱激光治疗五条措施联合。

1. 服药　灰黄霉素儿童 10~20mg/（kg·d）,成人 600~800mg/d,分 2~3 次口服,疗程 2~3 周;或伊曲康唑儿童 3~6mg/（kg·d）,成人 200mg/d,口服,疗程 4~6 周;或特比萘芬儿童 62.5~125mg/d,成人 250mg/d,口服,疗程 4~6周。

2. 搽药　可用 2% 碘、1% 联苯苄唑溶液或霜剂,5%~10% 硫磺软膏,1%特比萘芬霜等外用于头皮,每日 2 次,连用 60 日。

3. 洗头　用硫磺皂或 2% 酮康唑洗剂洗头,每日 1 次,连用 60 日。

4. 剪发　尽可能将病发剪除,每周 1 次,连续 8周。

5. 消毒　患者使用过的毛巾、帽子、枕巾、梳子等生活用品及理发工具要煮沸消毒。

6. 弱激光治疗　弱激光可通过增加血液流动,继而增加 NO 浓度,激活机体免疫系统和增加自由基的形成,从而抑制甚至杀死真菌,故可用于头癣的辅助治疗或者联合治疗。He-Ne 激光局部照射治疗,输出功率 30~150mW,每日 1~2 次,两次治疗间隔 4 小时以上,每次 10~15 分钟,15~20 次为一个疗程。

第二章

头皮软组织疾病

第一节　头皮软组织感染、外伤血肿

一、头皮软组织感染

常见为脓疱病，一般由常见的化脓球菌引起的传染性皮肤病，通过接触传染。病原菌以葡萄球菌最常见，特别是金黄色葡萄球菌为最主要的病原菌，少数为链球菌，亦可两者混合感染。

本病多在夏秋季流行。多见于 2~7 岁的儿童，好发于面部、四肢，其皮疹形态可分为两种：一种为大疱性，由金黄色葡萄球菌引起。开始为散在清澈水疱，1~2 日水疱增至指头大或更大，疱液混浊，脓汁沉积于疱底，形成半月形外观为本型特征。另一种为脓痂性，由溶血性链球菌或混合感染所致，其皮疹特征为开始是在红斑基础上发生的薄壁水疱，以后迅速变为脓疱，周围有红晕，脓疱破后结蜜黄色脓痂，并不断向外扩大。本病应与丘疹性荨麻疹及水痘鉴别。治疗以抗菌消炎为原则。有全身症状者给予抗生素内服、局部治疗可吸疱液，用 1% 甲紫、炉甘石、新霉素软膏等[3]。局部也可进行弱激光照射治疗，He-Ne 激光局部照射治疗，输出功率 30~150mW，每日 1~2 次，两次治疗间隔 4 小时以上，每次 10~15 分钟，15~20 次为一个疗程。

二、头皮外伤血肿

头皮外伤血肿一共包括三种，分别是皮下血肿、帽状腱膜下血肿和骨膜下血肿。三者在表现上是存在区别的。

头皮损伤出现皮下血肿的特点就是血肿比较局限，一般血肿疼痛比较严重，特别是存在触痛和压痛，不向周围扩散。这主要是因为皮下组织比较致密，出现血肿以后，局部形成明显的张力增高但是一般很难撕裂到周围的皮下组织也就不会向周围出现扩散，所以血肿都是比较局限的，可以膨隆比较高，并且因为张力很高，按压的时候比较硬，所以会出现疼痛严重。一般两三日以后血肿可以逐渐变平,周边可以出现瘀青,这主要是淤血逐渐向周围渗出所致。

而帽状腱膜下血肿,血肿是在帽状腱膜和骨膜之间,帽状腱膜跟骨膜之间没有明显的粘连存在,这个位置的血肿可以蔓延,有一些甚至能够蔓延到整个头部,所以出血量比较多,儿童或者婴幼儿有时候会因为出血过多,导致出现休克。帽状腱膜下血肿,一般按压的时候比较软,因为出血比较多,所以早期不会形成血块,仍然是血水的状态。

骨膜下血肿位于帽状腱膜与颅骨之间,会局限在某一个颅骨的范围以内,以骨缝作为分界线。

(一)一般治疗

头皮下血肿在急性期可以先进行冷敷治疗,用冰块或者冷水敷到血肿的位置,这样一方面可以缓解疼痛的症状,另外还能够减少渗出,促进局部的血管收缩,也有助于止血。两三日以后可以再改成热敷,用热毛巾或者热水袋热敷,起到的效果是改善局部的循环,促进血肿的吸收,因为这个时候渗出已经停止,所以不需要再冷敷,如果疼痛得厉害,也可以口服一些止疼的药物,如布洛芬等[3]。

(二)弱激光治疗

弱激光照射治疗外伤头皮血肿,可改善血液循环,加快代谢产物和致痛物质的排出,有较好的镇痛效应;提高免疫功能;增强组织代谢和生物合成,加速组织修复;促进血肿吸收,炎症消散;避免了患者的再次损伤及感染,减少患者痛苦,提高治疗效果。

He-Ne 激光局部照射治疗,输出功率 30~150mW,每日 2 次,两次治疗间隔 4 小时以上,每次 10~15 分钟,15~20 次为一个疗程。如血肿未完全消退或者吸收,则间隔 3~5 日后进行下一疗程治疗。

第二节　植发手术后的应用

毛发移植术(hair grafting):毛发移植是指自体毛发移植,因目前异体毛发移植尚未获得成功。自体头发移植是指将长发区(又称为供发区)的含有毛囊的头发移植到秃发区(又称为受发区),经移植后在受发区重新长出的毛发无论毛发的生长周期、寿命、色泽、生长速率、粗细等均保持供发区原有的特性。毛发移植可分为:

一、皮瓣转移术

利用同侧含毛囊的复合皮瓣转移到秃发的头皮区,这一手术的创伤较大,部分患者出现转移后的皮瓣血液供应不足,不但长不出新发,而且局部出现组织坏死,创面较难愈合,因而此术式未被广泛采纳。

二、钻孔自体头皮移植术

应用环形刀(电机转动或人工转动),先在受发区打孔取出头皮并去除,然后在供发区打孔,钻取带有毛囊的头皮为移植体,然后将其逐一按头发的方向,移植于已打孔的首发区头皮空穴中。这一术式简单,手术的时间短,但术后毛发生长成束状,美感不够。

三、单位自体毛囊移植术

手术方法是将供发区之全层头皮取出,然后人工将皮片分离为带 1~2 个毛囊的皮片,作为移植体种植于受发区,这一术式的特点是较精细,移植后所生长的毛发接近正常人的头发生长形状,手术美容效果良好。手术适应证为 Norwood/Hamilton 分型 6 级以上的男性型秃发或瘢痕性秃发、身体健康者、年龄一般在 28~55 岁为宜[4]。

四、弱激光治疗

1963 年,Mester 医生使用低强度红宝石激光照射治疗癌症小鼠时,发现小鼠出现多毛症状,首次提出低能量激光可以促进毛发生长。植发术后弱激光照射治疗,可延长毛发生长期的持续时间,并增加活跃生长期毛囊的增殖速度,防止毛囊过早进入休止期,使毛发密度和直径增加,提高毛发存活率。术后采用 He-Ne 激光局部照射治疗,输出功率 30~150mW,每日 1~2 次,两次治疗间隔 4 小时以上,每次 10~15 分钟,15~20 次为一个疗程。也可使用激光生发帽,患者只需将帽子置于头顶,激光束就会均匀地分布到整个头皮。

第三节　头皮过敏性疾病

一、接触性皮炎

接触性皮炎(contact dermatitis)在临床并不少见,能引起接触性皮炎的物质很多,可分原发性刺激物和接触性致敏物两大类。

头部接触性皮炎染发剂引起者多见,特别是当今染发已成为时尚。其发病机制为接触性致敏反应,是典型的迟发型(Ⅳ型)变态反应。临床表现为局限性皮炎,轻者头皮有潮红斑、丘疹、丘疱疹,严重时红肿明显并出现水疱、渗液,可合并感染,也可累及颜面部或全身。自觉头皮瘙痒,灼热。由于接触性皮炎引起的是表皮的炎症反应,未侵犯毛乳头,不会出现脱发现象。

（一）一般治疗

脱离接触物,注意局部清洁,用温水或 3% 硼酸液溶液清洗,避免再刺激,如热水、摩擦、搔抓、用药不当、饮酒或食用刺激性食物,积极对症治疗,可酌情给予抗组胺药物 1~2 种,如损害面积大,可静脉注射 1g 维生素 C、10% 葡萄糖酸钙 10ml,每日 1 次;如损害面积大且病情十分紧急,可短期使用泼尼松 20~30mg,分 2~3 次口服。局部处理方式如下:

1. **急性期** 红肿明显选用炉甘石洗剂外搽,渗出多时用 3% 硼酸溶液湿敷。

2. **亚急性期** 有少量渗出时用湿敷剂或糖皮质激素糊剂、氧化锌油;无渗液时用糖皮质激素霜剂等。有感染时加用抗生素,如新霉素、莫匹罗星。

3. **慢性期** 选用软膏。

（二）弱激光治疗

弱激光能增强各种酶的活性,增强血液中吞噬细胞的作用;加速上皮生长和血管新生,促进愈合和神经的再生;引起局部组织血管扩张,血流加快,促进病理变化产物的吸收和排泄,照射治疗后在病变局部起到消炎、消肿、镇痛、止痒、恢复功能的作用。He-Ne 激光局部照射治疗,输出功率 30~150mW,每日 1~2 次,两次治疗间隔 4 小时以上,每次 10~15 分钟,15~20 次为一个疗程。

二、特应性皮炎

特应性皮炎（atopic dermatitis）,曾称异位性皮炎、遗传过敏性皮炎,是一种与遗传过敏有关的皮肤炎症性疾病。其特征是皮肤瘙痒,皮疹多形性并有渗出倾向,在不同年龄阶段有不同临床表现。患者常伴有哮喘、变应性鼻炎及血清 IgE 增高等。

特应性皮炎皮疹在不同年龄阶段有不同表现,临床上分为婴儿期、儿童期、青年成人期。头皮特应性皮炎主要见于婴儿期,临床上不多见,其发病可能与遗传、免疫及环境因素有关。患者或家族常伴有哮喘、变应性鼻炎及血清 IgE 增高。临床表现为头皮红斑、丘疹、丘疱疹,界限不清,瘙痒摩擦后可形成渗出、糜烂、结痂或继发感染,亦可表现为干燥性丘疹、脱屑,病情时重时轻,某些食品或环境因素可使病情加剧。由于炎症只局限于表皮,故不引起脱发。

（一）一般治疗

治疗首先尽量寻找可能致病的因素和诱发因子并去除,特别是应注意饮食变应原和激发因素,避免吸入物过敏,注意发现加剧病情的食物或环境因素并尽力回避。内服疗法包括抗组胺药物、钙剂、维生素 C、免疫调节剂等。如皮损呈急性、广泛,一般疗法无明显效果,可短期采用中等量糖皮质激素(如泼尼松 20~40mg)控制炎症。病灶局部与急性、亚急性、慢性湿疹的治疗相同[5]。

(二)弱激光治疗

窄谱中波紫外线、308 准分子激光、弱激光均有报道用于治疗特应性皮炎,其中,He-Ne 激光局部照射治疗,输出功率 30~150mW,每日 1~2 次,两次治疗间隔 4 小时以上,每次 10~15 分钟,15~20 次为一个疗程。

参 考 文 献

[1] 吴文育,林尽染 . 实用毛发与头皮疾病治疗 . 上海:上海科学技术出版社,2022:69-79.

[2] 吴志华,临床皮肤科学 . 北京:科学出版社,2018:194-195.

[3] 侯显曾,虞瑞尧,卢浩锵 . 毛发及头皮疾病诊治彩色图谱 . 9 版 . 北京:人民卫生出版社,2006:183.

[4] 侯显曾,虞瑞尧,卢浩锵 . 毛发及头皮疾病诊治彩色图谱 . 9 版 . 北京:人民卫生出版社,2006:33-34.

[5] 侯显曾,虞瑞尧,卢浩锵 . 毛发及头皮疾病诊治彩色图谱 . 9 版 . 北京:人民卫生出版社,2006:187.

第三篇　弱激光在颜面部疾病中的应用

第一章

眼　部　疾　病

第一节　睑　腺　炎

一、概述

睑腺炎（hordeolum）曾称麦粒肿，俗称"针眼"。是一种眼睑腺体的急性化脓性炎症病变。根据感染的腺体不同可分为外睑腺炎和内睑腺炎[1]。

1. **外睑腺炎**　睫毛毛囊或其附属的皮脂腺（Zeis腺）或变态汗腺（Moll腺）感染即称为外睑腺炎。

2. **内睑腺炎**　睑板腺（Meibomian腺）阻塞并感染称为内睑腺炎。

二、病因

金黄色葡萄球菌感染所致。在双手不洁的情况下触碰眼睛，如佩戴隐形眼镜前未洗手、揉眼睛等。眼睑部位卫生状况欠佳如眼妆未及时卸妆、使用过期的眼影、眼霜等化妆品[1]。

三、临床表现

（一）外睑腺炎

发生在眼睫毛根部附近的睑缘处，硬结通常可自行破溃，初期红肿范围弥散，轻触可感到有硬结，压之疼痛，有时耳前淋巴结肿大，压之疼痛。

（二）内睑腺炎

发生在眼睑内，大多数向睑结膜面发展。患处会出现硬结，有压痛，随病程进展，内睑腺炎常于睑结膜面形成黄色脓点，并向结膜囊内破溃，少数向皮肤面破溃；由于内睑腺炎向内发展摩擦睑结膜，因此疼痛明显，相应睑结膜面会出现局限性充血肿胀，脓点破溃后炎症明显减轻，1~2 日内逐渐消退[1]。

四、治疗

（一）一般治疗

发病早期可采取热敷，每日 3~4 次，每次 15 分钟，清洁睑缘，促进眼睑卫生，清除眼睑边缘的杂物。可拔除受影响的睫毛，促进排脓。

（二）药物治疗

1. 抗生素滴眼剂　结膜囊内涂抗生素眼膏有助于感染的控制，如左氧氟沙星红霉素眼膏等。

2. 口服抗生素　症状较重者或发展为眼睑蜂窝织炎者，需要口服或静脉滴注广谱抗生素。必要时脓液做细菌培养及药敏试验，以选择敏感抗生素。

3. 止痛抗炎药　疼痛剧烈时可酌情使用解热镇痛抗炎药，如布洛芬等[2-3]。

（三）手术治疗

睑腺炎一般不需要手术治疗，但如果脓肿形成特别是难治性脓肿，可考虑切开排脓。需要注意的是，外睑腺炎切口在皮肤面，应采取与睑缘平行的切口，减少瘢痕的形成；内睑腺炎切口在结膜面，与睑缘垂直，避免损伤 Meibomian 腺导管[2-3]。

（四）激光治疗

He-Ne 激光照射疗法是通过它的生物刺激效应、热效应对人体组织产生有效的反应。它的能量集中、穿透力强，人体易吸收，并能产生累积功效，可使机体组织血管扩张，加快循环，促进新陈代谢，增强白细胞的吞噬能力，达到消炎、止痛的目的。

方法：He-Ne 激光波长 632.8nm，输出功率 120~160mW，照射时间 15 分钟，2 次 /d，两次治疗间隔 4 小时以上，10~20 次 / 疗程。

治疗过程中的注意事项：治疗过程中一定嘱咐患者闭眼，对不易合作的幼儿尤其要谨慎操作，防止对眼底造成损伤。

第二节　睑板腺囊肿

睑板腺囊肿（chalazion），也称霰粒肿、睑板腺脂质肉芽肿，是睑板腺特发性慢性非化脓性炎症。眼睑的睑板腺分泌油脂可以保持眼睛湿润，但当其出口阻塞时就会导致出现囊肿[4]。

一、病因

慢性结膜炎或睑缘炎导致睑板腺分泌受阻,皮脂腺和汗腺分泌功能旺盛或维生素 A 缺乏可使腺上皮过度角化,阻塞腺体出口,导致分泌物潴留形成囊肿,也可能逐渐变大。高胆固醇、睑板腺导管内结石等也可能与睑板腺囊肿的形成有关[5]。

二、临床表现

早期表现为眼睑上的肿块,与皮肤无粘连,多数此时无特殊症状;随着时间推移,淤积的油脂增多,肿块逐渐变大,可有异物感、视物遮挡、视物模糊等症状;少数继发感染可有红、肿、痛等症状。

当肿块压迫眼球时会出现散光或者视物模糊。当继发感染时会引发睑腺炎,表现为眼红、眼肿、眼痛等症状。

三、治疗方法

治疗方法包括热敷、注射糖皮质激素、手术切除、中医中药等。

(一)一般治疗

早期可以进行热敷治疗。每日可以用毛巾热敷 3~4 次,每次热敷 10~15 分钟即可,热毛巾温度保持在 40℃左右。

(二)药物治疗

局部注射糖皮质激素:适用于较大的睑板腺囊肿手术前缩小肿物,从而缩小手术损伤范围。但是糖皮质激素会引起眼睑缘皮肤色素的脱失,使用时需谨慎[6]。

(三)手术治疗

对于不能自愈且影响视力和外观的患者,可进行睑板腺囊肿切除术。该手术能直接移除病变,术后医生会对切口部位加压止血,在结膜囊内涂抗生素眼膏。对于已经自行破溃、有肉芽肿组织突出的睑板腺囊肿也需要进行手术清除。一般术后恢复良好,术后 1 个月伤口基本愈合,通常不会影响外观[7]。

(四)激光治疗

He-Ne 激光,波长 632.8nm,输出功率 120~160mW,照射时间 15 分钟,2 次/d,两次治疗间隔 4 小时以上,10~20 次/疗程。

治疗过程中的注意事项:治疗过程中一定嘱咐患者闭眼,对不易合作的幼儿尤其要谨慎操作,防止对眼底造成损伤。

第三节　眶蜂窝织炎

一、概述

眶蜂窝织炎是眶内软组织的急性炎症,属于眼眶特异性炎症的范畴,发病急剧,严重者波及海绵窦而危及生命。分为眶隔前蜂窝织炎及眶隔后蜂窝织炎,后者又称眶深部蜂窝织炎[8]。

二、病因

1. 邻近病灶感染,如鼻旁窦炎(以筛窦为最)、上颌骨骨髓炎、急性泪囊炎、面部丹毒、疖或口腔病灶等。
2. 眶、面部外伤或手术后感染。
3. 由急性传染病或败血症、菌血症引起[8]。

三、临床表现

从解剖部位可分眶隔前和眶隔后的眶蜂窝织炎,但临床上可以是疾病的不同阶段,也可以相互扩展。

1. **眶隔前蜂窝织炎**　指炎症和感染局限在眶隔之前眼睑和眶周的结构,眶隔后结构未受感染。主要表现为眼睑水肿,睑裂变小,严重者睑裂完全闭合,大部分病例角膜透明,瞳孔光反射与视力良好,无眼球运动障碍,眼球运动时无疼痛,球结膜充血水肿。

2. **眶隔后眶蜂窝织炎**　由眶软组织感染引起,常较严重,伴有明显的全身中毒症状,包括发热,神志萎靡,急性重病面容,白细胞计数增高。眼球明显前突,眼睑红肿,球结膜高度充血水肿,甚至突出于睑裂之外,可因高度眼球突出引起暴露性角膜炎。眼球运动明显受限,转动时疼痛。触诊时眼睑紧张且压痛明显。如发现视力减退和瞳孔异常,则提示病变累及眶尖部,系眶压过高或炎症及毒素直接侵犯视神经所致。炎症蔓延至眼内,可引起葡萄膜炎,眼底可见视网膜静脉迂曲,视盘水肿。病变进一步发展可引起眶尖综合征,导致视力丧失,脑神经麻痹。感染向颅内扩展,可造成海绵窦血栓、脑膜炎、脑脓肿或败血症,危及生命。

四、检查

(一)实验室检查

1. 血常规白细胞计数增加。

2. 脓肿穿刺或脓液涂片明确病菌。

3. 药物敏感试验疑有脓毒血症或菌血症时需做药敏试验。

（二）影像学检查

对患者进行影像学检查，进一步了解组织感染情况。

五、治疗

1. **药物治疗**　大量广谱抗生素，酌情使用皮质类固醇。

2. **局部热敷**　透热疗法，保护角膜。

3. **治疗原发化脓病灶**

4. **手术治疗**　脓肿形成后切开排脓引流。

5. **激光辅助治疗**　药物或手术控制感染后予以 He-Ne 激光照射，光纤输出能量 160mW，照射时间 15 分钟，1~2 次 /d，两次治疗间隔 4 小时以上，20 次 / 疗程。治疗过程中的注意事项：治疗过程中一定嘱咐患者闭眼，对不易合作的幼儿尤其要谨慎操作，防止对眼底造成损伤。

第四节　眼部过敏性疾病

一、概述

过敏性结膜炎（allergic conjunctivitis），即过敏导致的结膜炎。该病在世界范围内都有较高的发病率，多发生于过敏体质的人。眼结膜受到过敏原刺激，产生超敏反应，出现眼痒、白眼球发红、流泪及分泌物增加等表现。通常累及双眼，脱离过敏原后，可逐渐自行缓解，本病可反复发作。根据临床表现、病程及预后的差异，过敏性结膜炎可以分为五种不同亚型：季节性过敏性结膜炎、常年性过敏性结膜炎、巨乳头性结膜炎、春季角结膜炎、特应性角结膜炎[9]。

二、病因

过敏性结膜炎发病具有遗传倾向，若父母有过敏性结膜炎病史，则孩子更易发该病。曾患湿疹、变应性鼻炎等疾病者常伴有过敏性结膜炎。致敏原是引起过敏性结膜炎的根本病因，不同亚型有不同的主要致敏原。眼结膜常暴露在外，易与空气中的致敏原接触，也容易遭受细菌或其他微生物的感染。常见的致敏原有花粉、灰尘、尘螨、化妆品、隐形眼镜、滴眼液、动物的皮毛及羽毛、棉麻制品、各种微生物的蛋白质等。

三、临床表现

出现眼痒、眼白发红、流泪、分泌物增多等症状反复发作,脱离过敏原后,症状可自行缓解。

四、治疗原则

健康教育、脱离过敏原、控制过敏反应减轻患者症状[9]。

(一)脱离致敏原

这是最有效的治疗手段,尽量避免或减少与明确的变应原接触,可通过过敏原检测明确过敏物质。如清除房间的破布及毛毯,注意床上用品卫生,使用杀虫剂消灭房间虫螨,花粉传播季节佩戴口罩,尽量避免接触草地及鲜花,停戴或更换优质角膜接触镜与护理液等。

(二)眼睑冷敷

眼睑冷敷可以暂时缓解症状。

(三)生理盐水冲洗结膜囊

生理盐水冲洗结膜囊可以中和泪液的酸碱性,稀释泪液中的抗原。

(四)其他

如佩戴深色眼镜,减少阳光刺激;炎热季节住在空调房及凉爽、干燥气候的地区对于春季角结膜炎及特应性角结膜炎的治疗有一定帮助。避免揉眼,防止肥大细胞降解及角膜上皮损害。

(五)药物治疗

1. **抗组胺药**　抗组胺药通常局部使用,常用的滴眼液有富马酸依美斯汀滴眼液、盐酸左卡巴斯汀滴眼液等。

如果有眼外症状,可口服抗组胺药如氯雷他定、苯海拉明、马来酸氯苯那敏、异丙嗪等。

2. **肥大细胞稳定剂**　常用的滴眼剂为色甘酸钠、洛度沙胺、吡嘧司特钾及奈多罗米等。

3. **非甾体抗炎药**　对缓解眼痒、结膜充血、流泪等眼部症状及体征均显示出一定的治疗效果。

4. **血管收缩剂**　局部使用血管收缩剂(如肾上腺素、萘甲唑啉等)可以抑制肥大细胞及嗜酸性粒细胞脱颗粒,从而缓解眼部不适,减轻结膜充血,但不宜长期使用。

5. **糖皮质激素**　严重的过敏性结膜炎或其他药物治疗无效时才使用。常用的滴眼剂有地塞米松、倍他米松等。需要注意用药时间不宜太长,以免引起白内障、青光眼等并发症。

6. **人工泪液**　可稀释结膜囊内的过敏原,润滑眼表,缓解患者症状。

7. **手术治疗**　严重的过敏性结膜炎可引起结膜纤维化及睑球粘连,影响正常眼表结构,导致视力损害。对于此类患者,可通过黏膜移植及穹隆部再造恢复眼表结构。

8. **角膜移植**　因角膜并发症而危害视力者,必要时可考虑角膜移植。

9. **激光治疗**　He-Ne激光对过敏性疾病也有一定的效果,其原理是在He-Ne激光照射下,局部受损皮肤线粒体刺激过氧化氢酶活性升高,促进蛋白合成及三磷酸腺苷分解,促使损伤组织中的蛋白质固化,加速局部血液循环,改善皮肤炎症症状,促进受损皮肤修复。照射方法:He-Ne激光波长632.8nm,输出功率120~160mW,照射时间15分钟,1~2次,10~20次/疗程。治疗过程中的注意事项:治疗过程中一定嘱咐患者闭眼,对不易合作的幼儿尤其要谨慎操作,防止对眼底造成损伤。

第五节　泪　囊　炎

一、概述

泪囊炎是一种眼科常见疾病,主要是由于泪道阻塞,导致细菌、泪液长时间积存于泪囊内引发炎症,分为急性和慢性两种。出现如眼部流泪,按压泪囊有脓性分泌物流出,泪囊区充血、肿胀、疼痛等症状时应就诊[10]。

二、病因

被毒力强的细菌如链球菌或混合肺炎链球菌等感染所致,泪囊炎常继发于邻近组织感染如慢性结膜炎、慢性鼻炎,累及鼻泪管黏膜,可造成鼻泪管阻塞。

三、诊断

溢泪病史,内眦部结膜充血,皮肤常有湿疹。手指挤压泪囊区,有脓性分泌物自泪小管流出。冲洗泪道,泪道不通,冲洗液从上、下泪小管反流,伴有脓液反流。CT检查可见囊状水样密度影,泪囊造影可见鼻泪管有阻塞等。根据以上病史、症状表现及检查可明确诊断。

四、相关检查

1. **血常规检查**　可明确感染的程度和性质,显示白细胞值增高。

2. **泪液分泌物的细菌培养及药敏试验**　可明确感染的性质、致病菌的种类,并指导治疗药物的选择。

3. **泪囊造影**　可见鼻泪管有阻塞,可观察泪囊的大小、形态[11]。

4. **CT 检查**　慢性泪囊炎形成脓肿时,显示为圆形或类圆形囊状水样密度影,脓肿的密度略高,强化扫描有不同程度的环形强化[11]。

五、治疗

(一)急性泪囊炎

急性泪囊炎的治疗原则是控制感染、缓解疼痛、使阻塞的泪道重新通畅。局部及全身应用抗生素,当脓肿出现波动感,应切开排脓,放入引流管,培养泪囊内容物,并涂抹广谱抗生素眼膏[11]。

(二)慢性泪囊炎

局部使用抗生素滴眼液或泪道冲洗后注入抗生素药液药物治疗,炎症控制后,手术是主要的治疗手段,如鼻腔泪囊吻合术、泪囊摘除术。手术前后均可应用弱激光照射患处[11]。

(三)激光治疗

早期予以弱激光照射可达到消炎、消肿、止痛、促进伤口愈合等作用。He-Ne 激光照射患眼,光纤输出能量 160mW,照射时间 15 分钟,1~2 次/d,20 次/疗程。同时抗生素眼药水滴眼,若脓肿出现波动感,应切开引流术,术后仍照射 He-Ne 激光促进愈合。

治疗过程中的注意事项:治疗过程中一定嘱咐患者闭眼,对不易合作的幼儿尤其要谨慎操作,防止对眼底造成损伤。

第六节　弱　　视

一、概述

眼球无明显器质性病变,而单眼或双眼最佳矫正视力低于相应年龄的视力,或者验光测双眼视力相差 0.1 及以上,视力较低眼为弱视[12]。

二、发病原因

如先天性晶状体混浊、先天性角膜混浊、先天性重度上睑下垂等,斜视、早产儿或低体重儿弱视家族史、遗传因素、环境因素缺乏微量元素等[12]。

三、发病机制

在婴幼儿时期由于各种原因导致进入眼球的光刺激不够,剥夺了视网膜黄斑接受正常光刺激的机会,影响视功能的发育,视皮质不能加工处理成清晰的物像而导致的弱视[12]。

四、临床表现

主要为单眼或双眼中心视力下降且不能矫正,眼部检查无器质性病变。

五、激光治疗

He-Ne 激光是波长 632.8nm 的红色可见光,照射机体产生一系列的生物刺激效应,如改善血液循环、清除自由基和促进新陈代谢等。黄斑区色素上皮层对低功率 He-Ne 激光吸收率高,照射后通过改善局部循环、增强神经调节剂反向作用,疏通视网膜到大脑皮质的视觉通路,提高视力,从而促进视功能恢复[13]。

治疗方法:患者仰卧位,一只手遮盖非照射眼,照射眼向上注视,医护人员手持激光头,距角膜的正上方33cm处垂直照射患者瞳孔中央。输出功率0.3~0.4mW,每眼照射时间 3 分钟,1 次 /d,连续 20 日为一疗程。

特别说明的一点:弱激光治疗弱视因文献资料报道很少,且无后期较长时期的随访观察,究竟有无眼底的损伤等有待进一步的研究和文献支持。笔者写出这一点,主要考虑为临床提供一种治疗思路。如果应用于临床,建议一定谨慎!

第二章

鼻 部 疾 病

第一节　鼻部炎性疾病

一、急性鼻炎

急性鼻炎是由病毒感染引起的鼻腔黏膜急性炎症性疾病,有传染性,四季均可发病,冬季更多见[14]。

（一）病因

病毒感染是首要病因,最常见鼻病毒,其次为副流感病毒、腺病毒、冠状病毒、柯萨奇病毒等或在病毒感染的基础上继发细菌感染。常见诱因有受凉、淋雨、劳累、烟酒过度、维生素缺乏、内分泌失调或其他慢性全身性疾病。

（二）临床表现

潜伏期 1~3 日,初期表现为鼻内干燥、灼热感或痒感及喷嚏,继而出现鼻塞水样鼻涕、嗅觉减退、鼻塞性鼻音。

（三）治疗方法

以支持对症治疗为主,早期口服中成药抗病毒口服液、解热镇痛药,减轻症状,若鼻塞严重,可予以减充血药外用如糖皮质激素、麻黄碱,口服抗组胺药氯苯那敏、氯雷他定等。He-Ne 激光照射具有消炎改善循环的作用,对鼻塞也有缓解作用。嘱患者坐位或平卧,将光纤伸入鼻腔,输出能量 160mW,照射时间 15 分钟,1~2 次 /d,20 次 / 疗程。

二、慢性鼻炎

慢性鼻炎是鼻腔黏膜和黏膜下层的慢性炎症性疾病。包括慢性单纯性鼻炎、慢性肥厚性鼻炎。

（一）病因

病因很多,急性鼻炎反复发作未彻底治疗,鼻黏膜炎症,长期鼻窦炎,邻近组织感染,鼻腔用药不当,导致长期吸入粉尘的职业环境因素。慢性全身性疾病、营养不良、内分泌失调、长期劳累、烟酒嗜好导致免疫功能下降。

（二）临床表现

鼻腔黏膜肿胀，分泌物增多，无明确致病菌，病程持续数月以上或反复发作。

（三）治疗方法

1. **病因治疗**　找出全身和局部病因，及时治疗慢性全身性疾病，及时治疗慢性全身性疾病、鼻窦炎、邻近感染病灶和鼻中隔偏曲等。改善生活和工作环境，锻炼身体，提高抵抗力。

2. **局部治疗**

（1）鼻内用减充血药：如盐酸羟甲唑啉喷雾剂、麻黄碱。

（2）鼻内用糖皮质激素：具有良好的抗炎作用，减轻充血。

（3）洗鼻治疗：鼻内分泌物较多或黏稠者，可用生理盐水清洗鼻腔，改善通气。

（4）封闭治疗。

（5）手术疗法：对于慢性肥厚性鼻炎，先采用上述保守治疗，若效果不佳，可考虑手术治疗，下鼻甲黏膜部分切除术或下鼻甲黏骨膜切除术[14]。

（6）激光治疗：He-Ne 激光照射具有消炎改善循环的作用，对鼻塞、鼻痒、喷嚏等症状有缓解作用。嘱患者坐位或平卧，将消毒后的光纤伸入鼻孔，不能太深以免损伤鼻黏膜，输出能量 160mW，照射时间 15 分钟，1~2 次 /d，两次治疗间隔 4 小时以上，20 次 / 疗程。

第二节　萎缩性鼻炎

一、概述

萎缩性鼻炎是一种以鼻黏膜萎缩或退行性变为病理特征的慢性炎症。发展缓慢，病程长，女性多见。本病特征为鼻黏膜萎缩，嗅觉减退或消失，鼻腔大量结痂，严重者鼻甲骨膜和骨质亦发生萎缩[15]。

二、病因

萎缩性鼻炎分为原发性和继发性。原发性病因尚不十分清楚，过去认为与全身性疾病如内分泌失调、自主神经功能紊乱、维生素缺乏、遗传因素、血中胆固醇含量偏低等有关。近年发现可能是一种自身免疫性疾病。

继发性已确定病因，慢性鼻炎、慢性鼻窦炎；高浓度有害粉尘、气体持续刺激鼻黏膜；多次或不适当鼻腔手术致鼻黏膜广泛损伤；鼻特殊感染如结核、梅毒、麻风[15]。

三、检查

鼻镜、微生物学、组织学、影像学检查可辅助诊断。

四、临床表现

鼻塞、鼻咽干燥感、鼻出血、嗅觉丧失、恶臭、头痛头昏。查体见鼻梁宽平如鞍状,鼻腔检查见鼻黏膜干燥,鼻腔宽大,鼻甲缩小,鼻腔内大量脓痂充塞、黄色或黄绿色并有恶臭[16]。

五、治疗

目前尚无特效治疗,主要采取对症治疗,改善症状,延缓和阻滞疾病的进展。

(一)急性期治疗

1. 当萎缩性鼻炎发生急性感染时,可能需要根据细菌培养和药敏试验结果选择合适的抗生素口服治疗。

2. 一般治疗　改善营养,改善个人卫生及生活环境,补充维生素 A、维生素 B$_2$、维生素 C、维生素 E,适当补充铁、锌等微量元素有助于本病治疗。

(二)局部治疗

1. **鼻腔冲洗**　温热生理盐水或一定比例的高锰酸钾溶液每日鼻腔冲洗,冲洗的作用在于去除痂皮,清洁鼻腔黏性分泌物,减轻臭味,增强纤毛活动,促进鼻黏膜增生,改善症状。

2. **鼻内用药**

(1)复方薄荷滴鼻剂、植物油、鱼肝油等滴鼻,润滑鼻腔黏膜,软化痂皮,改善鼻腔干燥症状。

(2)复方雌二醇滴鼻剂,抑制鼻分泌物分解,减轻恶臭。

(3)50% 葡萄糖滴鼻,可促进鼻黏膜腺体分泌。

(4)1%新斯的明涂抹鼻腔,促进鼻黏膜血管扩张,有利于缓解黏膜萎缩[16]。

(三)激光治疗

嘱患者坐位或平卧,将光纤治疗头消毒后伸入双侧鼻孔,不能太深以免损伤鼻黏膜,输出能量 160mW,照射时间 15 分钟,1~2 次 /d,两次治疗间隔4 小时以上,10~20 次 / 疗程。

第三节 鼻部过敏性疾病

一、概述

变应性鼻炎(allergic rhinitis, AR),又称过敏性鼻炎(hypersensitive rhinitis),是指易感个体接触致敏原后,主要由 IgE 介导,机体的免疫活性细胞和细胞因子等参与的,以发作性喷嚏、流涕和鼻塞为主要症状的鼻黏膜慢性炎症性疾病。本病以儿童和青壮年居多,男女发病无明显差异。本病还可诱发哮喘,变应性鼻炎患者比无鼻炎史的人患哮喘的风险高 3~5 倍[17]。

二、疾病类型

1. 按变应原是否为季节性分类 常年性变应性鼻炎、季节性变应性鼻炎。

2. 按症状发作时间分类 间歇性变应性鼻炎、持续性变应性鼻炎。

3. 按疾病严重程度分类 轻度变应性鼻炎、中 - 重度变应性鼻炎。

三、病因

变应性鼻炎是一种由基因与环境共同作用而引起的多因素疾病。遗传学研究表明,变应性鼻炎是多基因遗传性疾病,而环境因素主要是指存在于人类生活环境中的各种变应原。

四、诱发因素

环境中的变应原可诱导特异性 IgE 抗体产生并与之发生反应。主要包括吸入性变应原和食物性变应原,其中吸入性变应原是变应性鼻炎的主要原因。

1. 吸入性变应原 包括真菌孢子、花粉颗粒、尘螨、动物排泄物等。此类变应原的浓度和呼吸道变应性疾病症状的严重程度明显相关[18]。

2. 食物变应原 食物变应原多可引起皮肤、消化道过敏,也可以有鼻部症状,但是仅引起变应性鼻炎者少见。对婴儿来说,食物变应原主要是牛奶和大豆;对成人来说,常见食物变应原包括花生、坚果、鱼、鸡蛋、牛奶、大豆、苹果、梨等[18]。

五、治疗原则

尽量避免过敏原暴露,合理使用抗组胺药和糖皮质激素,也可应用特异性免疫疗法。虽然目前还不能完全治愈变应性鼻炎,但标准化综合治疗可以达到最佳的症状控制,并显著提高患者的生活质量[16,19]。

（一）一般治疗

对已经明确的过敏原,要尽量避免接触。患者在花粉播散季节应减少外出,对真菌、尘螨过敏者应常通风,保持室内清洁、干爽;对动物皮屑、羽毛、排泄物等过敏者应尽量避免接触动物。

（二）药物治疗

1. **抗组胺药**　是治疗轻度间歇性鼻炎及持续性鼻炎的首选药。对治疗鼻痒、喷嚏、鼻分泌物增多症状有效。第二代抗组胺药长效、安全性好、无致嗜睡作用。常用的有西替利嗪、氯雷他定等。

2. **鼻喷剂抗组胺药**　起效较快,一般在用药后 10~15 分钟起效。如左卡巴斯汀鼻喷剂、氮䓬斯汀鼻喷剂。

3. **糖皮质激素**　多使用鼻内糖皮质激素制剂,特点是鼻黏膜局部作用强,可减少全身不良反应。常用布地奈德、糠酸莫米松、丙酸或糠酸氟替卡松等喷鼻剂。中、重度间歇性或者持续性鼻炎应该首选鼻内糖皮质激素,也可酌情加用二代抗组胺药,一般用药 4~12 周。少数季节性加重的重症患者,局部用药疗效不佳者,鼻塞、流涕等症状严重者,和伴有下呼吸道症状者需全身应用糖皮质激素。疗程一般不超过两周,且应注意用药禁忌证[20]。

4. **减充血药**　多采用鼻内局部应用治疗鼻塞,常用 1% 麻黄碱（儿童为0.5%）、羟甲唑啉治疗。口服苯丙醇胺等减充血药有效时间更长,但高血压和心血管病患者应慎用。一般使用 7~10 日,长时间使用可能引起药物诱导性鼻炎,使鼻塞更为严重。

5. **抗胆碱药**　用于治疗鼻溢严重的患者,0.03% 异丙托溴铵喷鼻剂可明显减少鼻黏膜分泌。

6. **肥大细胞稳定剂**　色甘酸钠可稳定肥大细胞膜,防止其脱颗粒、释放介质,一般选用 4% 溶液滴鼻或喷鼻。

7. **抗 IgE 抗体**　奥马珠单抗是一种人源重组抗 IgE 单克隆抗体,主要适应证是其他药物治疗后仍无法控制的重度变应性鼻炎或哮喘患者。但其治疗周期长,经济成本高,因而未能广泛应用。

8. **白三烯受体拮抗剂（LTRA）**　白三烯是参与变应性鼻炎发病的主要介质之一,通过吸引嗜酸性粒细胞、增加微血管渗漏和增加黏液腺分泌而起作用。白三烯受体拮抗剂可改善夜间症状,缓解睡眠障碍。最常用的是孟鲁司特,可改善鼻和眼症状,花粉季节前应用孟鲁司特可显著改善症状,可选择液体或口服崩解片。

（三）激光辅助治疗

He-Ne 激光具有消炎、减少渗出、促进吸收、改善循环的作用,可抑制中性粒细胞、嗜酸性粒细胞、白三烯等炎症因子的释放,因此对鼻塞、鼻痒、喷嚏等过敏症状有缓解作用。尤其对重症鼻炎患者,除药物治疗外,联合激光理疗能够在短时间内减轻症状,从而提高生活质量。照射方法:嘱患者坐位或平卧,将光纤治疗头消毒后伸入双侧鼻孔,不能太深以免损伤鼻黏膜,输出能量160mW,照射时间 15 分钟,1~2 次 /d,两次治疗间隔 4 小时以上,10~20 次 /疗程。

第三章

耳 部 疾 病

第一节　耳郭软组织感染及损伤

一、耳郭化脓性软骨膜炎

耳郭化脓性软骨膜炎是耳郭损伤后在软骨和软骨膜间有脓液形成,常引起较严重的疼痛,并能造成耳郭软骨坏死及畸形,应认真对待,及早治疗[21]。

（一）病因

常由外伤、手术、冻伤、烧伤、耳针感染及耳郭血肿继发感染所致。绿脓杆菌为常见致病菌,其次为金黄色葡萄球菌。脓肿形成后,脓液聚积于软骨膜和软骨之间,继之软骨缺血坏死,耳郭支架破坏而致耳郭畸形[21]。

（二）临床表现

耳郭红、肿、热、痛,尤其耳郭疼痛剧烈,伴发热、头痛等症状。

（三）治疗

早期尚未形成脓肿时,全身应用足量有效抗生素控制感染。早期使用弱激光理疗,促进局部炎症消退。如已形成脓肿,质地较硬不适合手术,也可先进行激光理疗,待脓肿快胀破时宜在麻醉下,沿耳轮内侧的舟状窝做半圆形切开,充分暴露脓腔,清除脓液,刮出肉芽组织,切除坏死软骨。如能保存耳轮部位的软骨,可避免日后耳郭畸形。术后将皮肤贴回创面,放置引流条,不予缝合。适当加压包扎。术后第二日开始每日换药及激光理疗。

二、耳郭外伤

耳郭外伤可单独发生,亦可伴发于头面部的外伤。因耳郭显露于外,易遭机械性损伤、冻伤及烧伤等,其中以挫伤及撕裂伤多见。

1. **挫伤**　多因钝物撞击所致。轻者仅耳郭皮肤擦伤或局部红肿,多可自愈。重者软骨膜下或皮下积血,形成紫红色血肿,血肿可波及外耳道。耳郭皮下组织少,血循环差,血肿不易自行吸收,如未及时处理血肿可机化致耳郭变形。血肿小者,应在无菌条件下用粗针头抽吸积血,加压包扎,同时予以激光理疗促进循环,促进血液吸收。如血肿较大,应手术切开,清理积血及血凝块。同时应用抗生素严防感染[21]。

2. **撕裂伤**　轻者受伤耳郭仅为一裂口,重者有组织缺损,甚至耳郭部分或完全断离。外伤后尽早缝合,尽量保留皮肤,对位准确后用小细针缝合,然后松松包扎,可配合激光照射治疗[21]。

3. **耳郭假性囊肿**　指耳郭软骨夹层内的非化脓性浆液性囊肿。多发生于软骨夹层内的非化脓性浆液性囊肿。多发生于一侧耳郭的外侧面上半部,内有浆液性渗出液,形成囊肿样隆起。多发生于男性,20~50岁的成年人。又名耳郭浆液性软骨膜炎、耳郭非化脓性软骨膜炎、耳郭软骨间积液等[21]。

（一）病因

尚不明确,可能与外伤有关,耳郭外伤后继发感染、外耳及邻近组织感染的扩散、手术消毒不严继发感染。绿脓杆菌和金黄色葡萄球菌为主要致病菌。脓肿形成后,脓液聚积于软骨膜和软骨之间,继之软骨缺血坏死,耳郭支架破坏而致耳郭畸形。主要症状:耳郭红、肿、热、痛,尤其耳郭疼痛剧烈,伴发热、头痛等症状。

（二）临床表现

囊性隆起多位于耳舟、三角窝,偶尔波及耳甲腔,但不侵犯耳郭后面。患者常偶然发现耳郭前面上方局限性隆起,逐渐增大。小者可无任何症状,大的可有胀感、波动感、灼热感或痒感,常无痛感。肿胀范围清楚,皮肤色泽正常。透照时透光度良好,可与血肿区别。穿刺抽吸时,可抽出淡黄清液,培养无菌生长。

（三）治疗

1. **理疗**　早期可行紫外线照射或超短波等物理治疗,以制止渗液与促进吸收。也可用激光将囊壁穿透,放出液体,加压包扎。

2. **穿刺抽液、局部压迫法**　在严格无菌条件下将囊液抽出,然后用石膏固定压迫局部或用两片磁铁置于囊肿部位的耳郭前后,用磁铁吸力压迫局部。

3. **囊腔内注射药物**　抽取平阳霉素、15%高渗盐水、50%葡萄糖或碘伏等注入囊腔,加压包扎,促使囊壁粘连、机化。

4. **手术**　经久不愈患者可考虑手术。切除部分囊肿前壁,搔刮囊肿内肉芽及增厚组织,无菌加压包扎[21]。

5. **激光治疗**　早期的耳郭假囊肿可通过弱激光理疗,目的在于及早控制炎症发展,促进渗液的吸收,改善患者胀痛感。治疗过程中若效果不佳,囊肿逐渐增大,可在无菌条件下将囊液抽出,术后第二日开始每日换药及激光照射治疗,直至无渗液流出,创面愈合[22]。方法:患者取仰卧位,光纤垂直患耳病灶,距离 30~50cm,He-Ne 激光能量 160mW,照射时间 5 分钟,1~2 次 /d,两次治疗间隔 4 小时以上,10~20 次 / 疗程。

第二节　中　耳　炎

中耳炎是累及中耳(包括咽鼓管、鼓室、鼓窦及乳突气房)全部或部分结构的炎性病变,好发于儿童。可分为非化脓性及化脓性两大类。非化脓性者包括分泌性中耳炎、气压损伤性中耳炎等,化脓性者有急性和慢性之分。特异性炎症太少见,如结核性中耳炎等[23]。

一、病因

1. 急性中耳炎是中耳黏膜的急性化脓性炎症,由咽鼓管途径感染。感冒后咽部、鼻部的炎症向咽鼓管蔓延,咽鼓管咽口及管腔黏膜出现充血、肿胀,纤毛运动发生障碍,引起中耳炎。常见的致病菌主要是肺炎球菌、流感嗜血杆菌等。

2. 鼻涕中含有大量的病毒和细菌,如果两侧鼻孔都捏住用力擤,则压力迫使鼻涕向鼻后孔挤出,到达咽鼓管,引发中耳炎。

3. 游泳时应避免将水咽入口中,以免水通过鼻咽部进入中耳引发中耳炎。外伤所致的鼓膜穿孔,禁止滴任何水样液体,以免影响创口的愈合。可用消毒棉球堵塞外耳道,以免感染诱发中耳炎。

4. 如果婴幼儿仰卧位吃奶,由于幼儿的咽鼓管比较平直,且管腔较短,内径较宽,奶汁可经咽鼓管呛入中耳引发中耳炎。

5. 吸烟,包括吸二手烟,也会引起中耳炎。吸烟可引起全身性的动脉硬化,尤其是香烟中的尼古丁进入血液,使小血管痉挛,血液黏度增加,给内耳供应血液的微动脉发生硬化,造成内耳供血不足,严重影响听力。

6. 长时间用耳机听摇滚类的高分贝的音乐,如果时间较长的话,也容易引起慢性中耳炎[23]。

二、临床表现

(一)化脓性中耳炎

1. **急性化脓性中耳炎**　由化脓性细菌感染引起的中耳炎症,其症状主要是耳痛、流脓。小儿的全身症状比成人明显,可有发热、呕吐等。严重的并发症有颅内并发症,如脑膜炎、脑脓肿等。其他并发症有迷路炎、面神经麻痹等。

2. **慢性化脓性中耳炎** 是指中耳黏膜、骨膜或深达骨质的慢性化脓性炎症。本病在临床上较为常见,常以耳内间断或持续性流脓、鼓膜穿孔、听力下降为主要临床表现,严重时可引起颅内、颅外的并发症。

（1）全身症状:轻重不一,可有怕冷、发热、乏力、食欲缺乏。小儿全身症状较重,常伴呕吐、腹泻等消化道症状。鼓膜一旦穿孔,体温即逐渐下降,全身症状明显减轻。

（2）耳痛:耳深部疼痛,逐渐加重:如搏动性跳痛或刺痛,可向同侧头部或牙齿放射。吞咽及咳嗽时耳痛加重,耳痛剧烈者夜不能眠,烦躁不安。鼓膜穿孔流脓后,耳痛顿减。

（3）耳流脓:是本病的主要症状,可为黏液、黏脓或纯脓性。非危险型流脓较稀薄,无臭味。危险型流脓虽不多,但较稠,多为纯脓性,并伴有异臭味。

（4）听力减退及耳鸣:开始感到耳闷,继而听力渐降,伴耳鸣。耳痛剧烈者耳聋可被忽略。有些患者可伴眩晕,穿孔后耳聋反而减轻。

（5）耳聋:轻重不一,因多是单耳发病,易被忽视。一般为传导性聋[24]。

（二）非化脓性中耳炎、分泌性中耳炎

1. **听力下降** 急性分泌性中耳炎大多可于感冒后、乘飞机下降或潜水时,出现听力下降,可有"自声增强"现象。慢性分泌性中耳炎患者耳聋的严重程度常有波动。压迫耳屏或头位改变时,听力可有所改善,中耳积液黏稠时,听力不会因为头位的变动而改变。儿童多无听力下降的主诉,表现为对父母的呼唤不理睬,注意力不集中,或看电视时要求过大的音量。

2. **耳痛** 急性分泌性中耳炎时可有轻微耳痛,慢性分泌性中耳炎多在继发感染时可出现耳痛。

3. **耳内闷胀感或闭塞感**

4. **耳鸣** 一般不重,可为间歇性,当头部运动、打呵欠或擤鼻时可闻及气过水声。少数分泌性中耳炎患者还可出现耳内流水,但是持续时间甚短,仅为数小时或 1 日左右。

5. **耳镜检查** 急性期鼓膜周边有放射状血管纹。鼓膜紧张部内陷,表现为光锥缩短、变形或消失;锤骨柄向后、上方移位;锤骨短突外突明显。鼓室积液时鼓膜失去正常光泽,呈淡黄、橙红或琥珀色;慢性者鼓膜乳白色或灰蓝色,不透明。若分泌物为浆液性,且未充满鼓室,可透过鼓膜见到液平面,呈凹面向上的弧形线,透过鼓膜有时可见到气泡,咽鼓管吹张后气泡增多;若鼓室内积液多,则鼓膜外突,鼓膜活动度受限。紧压耳屏后速放,双耳分别试验,患者自觉患耳有类似拔瓶塞时的声响。音叉试验及纯音乐听阈测试结果显示传导性聋。听力损失正负不一,重者可达 40dB HL 左右。听力障碍显著者,应行听性脑干反应和耳声发射检查,以确定是否对内耳产生影响。CT 扫描可见中耳系统气腔有不同程度密度增高[25]。

三、治疗

1. 积极治疗上呼吸道感染性疾病如慢性鼻窦炎、慢性扁桃体炎。

2. 药物治疗　单纯型以局部用药为主,可用抗生素水溶液或抗生素与类固醇激素类药物混合液,如 0.25% 氯霉素液、氯霉素可的松液、氧氟沙星滴耳液等,治疗中耳炎及外耳道炎等[26]。

3. 局部用药注意事项

(1)用药前:先清洗外耳道及中耳腔内脓液,可用 3% 过氧化氢或硼酸清洗,后用棉花签拭净或以吸引器吸尽脓液方可滴药。

(2)量多时用水剂,量少时可用硼酸酒精。

(3)鼓膜大穿孔影响听力,可行鼓膜修补术或鼓室成形术。

4. 激光治疗　He-Ne 激光治疗仪,光纤输出功率 20mW,垂直照射患侧耳鼓室,距离 30~50cm,每侧 15 分钟,1~2 次 /d,两次治疗间隔 4 小时以上,10~20 次 / 疗程。穴位治疗:翳风穴、耳门穴各照射 10 分钟。

第四章

口 腔 疾 病

第一节 牙 龈 炎

一、概述

牙龈炎（gingivitis）是一种最常见的牙龈疾病，是由牙齿表面牙菌斑引起的牙龈软组织非特异性炎症。主要位于游离龈和龈乳头，严重时波及附着龈，但并不累及牙齿周围的其他深部组织。刷牙或咬硬物时牙龈出血是常见的临床症状，通常牙龈表现为颜色鲜红、龈乳头和龈缘局部肿胀、质地松软、不紧贴牙面。牙龈炎患病率高，尤其好发于儿童和青少年。牙龈炎在我国儿童和青少年中的患病率为 70%~90%，成人患病率达 70% 以上。这可能与人们口腔卫生保健措施实施不到位与口腔卫生习惯不佳有关[27]。

二、病因

牙龈缘附近的牙面上长期积聚的菌斑是引起牙龈炎的直接原因。刚清洁过的牙面，唾液在几分钟内就会形成薄膜，口腔内的细菌便开始在这层膜上黏附、堆积、繁殖，逐渐成熟形成牙菌斑，菌斑不能被水冲去或漱掉，又会被矿化变成牙石。牙石表面会吸附大量的细菌，而且其清除更加困难，牙石本身也会刺激周围的牙龈。牙菌斑和牙石在牙面上停留越久，对牙龈的刺激就越大，导致周围牙龈组织发炎。

诱发因素：牙错位拥挤、刷牙方法不当、食物嵌塞、不良修复体、口呼吸、吸烟、高血糖、营养因素、血液疾病、药物、激素等。

三、临床表现

牙龈的炎症一般局限于游离龈和龈乳头，严重时也波及附着龈，通常以前牙区为主，露出牙齿就可以看见牙龈的改变，尤其下排牙最为明显，主要表现为牙龈的颜色、形状、质地的变化。

（一）自觉症状

患牙龈炎时,患者常出现刷牙或咬硬物时出血。正常牙龈呈粉红色。患牙龈炎时,游离龈和龈乳头变为鲜红或暗红色,牙龈表面光亮,龈乳头更为明显。

（二）牙龈外形

正常牙龈的龈缘菲薄并且紧贴牙颈部,龈乳头充满牙间隙。患牙龈炎时,牙龈边缘变厚而且不再紧贴牙面,龈乳头变得圆钝肥大覆盖牙面。少数患者炎症严重,可能出现龈缘糜烂或肉芽增生。

（三）牙龈质地

正常牙龈质地致密而坚韧。患牙龈炎时,牙龈会变得松软脆弱,缺乏弹性,不紧贴牙面。

（四）龈沟深度

健康的龈沟深度一般不超过 3mm,牙刷的刷毛可以深入清洁;患牙龈炎时,探诊龈沟深度可达 3mm 以上,更容易残留细菌。

（五）探诊出血

健康的牙龈在刷牙或探查龈沟时均不引起出血。患牙龈炎时医生用牙周探针轻探牙龈就会出血。探诊后出血是诊断牙龈炎的重要依据。

（六）龈沟液增多

健康牙龈有极少量的龈沟液。患牙龈炎时,龈沟液渗出增多,有些患者还可有龈沟溢脓。

（七）伴随症状

偶尔伴有牙龈局部痒胀,疼痛,口臭等症状。

四、治疗

（一）一般治疗

去除局部刺激因素如菌斑、牙石、嵌塞的食物,局部可使用 1%~3% 过氧化氢溶液冲洗。对于有明确促进因素的,除了洗牙外,应消除造成菌斑滞留和局部刺激牙龈的因素,积极控制全身性因素。由于牙龈炎无深层牙周组织的破坏,通过洗牙术可彻底清除菌斑、牙石,消除造成菌斑滞留和局部刺激牙龈的因素,炎症均可消退,一般一个星期就可恢复到健康的牙龈状态[28]。

（二）药物治疗

由于个体差异,应在医生指导下结合个人情况选择最合适的药物。如果牙龈炎较重,可配合局部药物治疗,常用 1%~3% 过氧化氢溶液冲洗龈沟,碘制剂进行龈沟内上药,必要时可用抗菌类漱口剂含漱,如 0.12%~0.2% 氯己定[28]。

（三）手术治疗

大多数患者炎症消退后牙龈形态恢复正常。对于少数牙龈纤维增生明显、炎症消退后牙龈形态不能恢复者,可施行牙龈成形术来恢复牙龈的正常外形。术中应避免流血过多,术后严格控制菌斑,以防复发。

（四）激光治疗

激光作为一种新兴的治疗方式,已大量应用于口腔疾病治疗中[29]。对于牙龈软组织肿胀、发红、疼痛的患者,除药物治疗外,还可联合 He-Ne 激光、半导体激光照射治疗,起到消炎、消肿、止痛的作用,其热效应还可消灭很多细菌及产物。

He-Ne 激光:波长 632.8nm,输出功率 120~160mW,光纤垂直照射病变部位,距离 10~20cm,照射时间 15 分钟,2 次 /d,15~20 次 / 疗程。

半导体激光:波长 630~810nm,输出功率 500mW,距离 10~20cm,照射时间 10 分钟,2 次 /d,15~20 次 / 疗程。

第二节 唇 炎

一、概述

唇炎是发生于唇部的炎症性疾病的总称。根据病程分类有急性唇炎和慢性唇炎;根据临床症状特征分类有糜烂性唇炎、湿疹性唇炎、脱屑性唇炎;根据病因病理分类有慢性非特异性唇炎、腺性唇炎、良性淋巴增生性唇炎、浆细胞性唇炎、肉芽肿性唇炎、梅尔克松 - 罗森塔尔综合征(简称 “梅 - 罗综合征”)、光化性唇炎和变态反应性唇炎等。各个年龄皆可发生。

二、病因

1. **慢性非特异性唇炎** 病因不明,可能与某些温度、化学、机械性长期持续刺激因素有关,如嗜好烟酒、吃过烫的食物、舔唇咬唇等不良习惯。可能也与精神因素有关[28]。

2. **腺性唇炎** 病因尚不明确。有常染色体显性遗传可能。后天因素包括使用具有致敏物质的牙膏或漱口水、外伤、吸烟、口腔卫生不良、情绪等。

3. **良性淋巴组织增生性唇炎** 病因不明。可能与胚胎发育过程中残留的原始淋巴组织在光辐射下增生有关。

4. **浆细胞性唇炎** 病因不明。可能与局部末梢循环障碍、内分泌失调、糖尿病、高血压等有关;局部长期机械刺激如义齿的刺激,光线刺激也可能是本病的病因。

5. 肉芽肿性唇炎　病因不明。可能与细菌或病毒感染、过敏反应、血管舒缩紊乱、遗传因素等有关。

6. 梅 - 罗综合征　病因不明。遗传因素、感染因素、过敏因素、血管舒缩失调可能与本病有关。

7. 光化性唇炎　光化性唇炎是过度日光照射引起的唇炎,病因是对日光中紫外线过敏。

8. 变态反应性唇炎　变态反应性唇炎是因接触变应原引起的唇炎。某些食物、药物、感染因素、精神因素、物理因素等均可成为本病的诱发因素。

三、临床表现

(一)慢性非特异性唇炎

可分为以脱屑为主的慢性脱屑性唇炎和以渗出糜烂为主的慢性糜烂性唇炎[30]。

1. 慢性脱屑性唇炎　30岁以前的女性多发,以下唇为重,轻者脱屑,重者可有鳞屑。可继发感染而呈轻度水肿充血,病情持续数月至数年不愈。

2. 慢性糜烂性唇炎　唇红部糜烂剥脱、有炎性渗出物,形成黄色结痂,或出血后凝结为血痂,或继发感染后脓性分泌物结为脓痂。反复发生,也可暂时愈合,但常复发。

(二)腺性唇炎

好发于成人男性,可分为三型:单纯型、浅表化脓型、深部化脓型。

1. 单纯型腺性唇炎　最常见唇部可见扩张的腺导管口,常有黏液样物质从管口排出。

2. 浅表化脓型腺性唇炎　单纯型继发感染所致,挤压腺口处排出微混浊或脓性液体。

3. 深部化脓型腺性唇炎　是在单纯型及浅表化脓型基础上反复脓肿而致深部感染化脓,并发生瘘管。本病可发生癌变,多由深部化脓型发展而来。

(三)良性淋巴组织增生性唇炎

以青壮年女性较多,下唇正中部为好发区。损害多局限于1cm以内。唇部损害初为干燥、脱屑,继之产生糜烂,以淡黄色痂皮覆盖,局部有阵发性剧烈瘙痒感。

(四)浆细胞性唇炎

以侵犯下唇为主,多见于中老年人。开始在唇黏膜出现小水疱,很快破溃、结痂,若表面不糜烂,则可见界限清楚的局限性暗红色水肿性斑块,表面有涂漆样光泽。后期可能有黏膜的萎缩性改变,易反复发作。

（五）肉芽肿性唇炎

多见于青壮年,起病及经过缓慢,上唇较多。一般肿胀先从唇的一侧开始,有肿胀以无痛、无瘙痒、压之无凹陷性水肿为特征。随病程发展蔓延至全唇,形成巨唇,出现左右对称的纵行裂沟,呈瓦楞状。

（六）梅 - 罗综合征

患者以 20 岁以下青年较多见,梅 - 罗综合征的三联征为复发性口面部肿胀、复发性周围性面瘫、裂舌。

（七）光化性唇炎

本病好发于夏季,有明显的季节因素。临床上分为两类:

1. 急性光化性唇炎　有暴晒史,起病急,下唇多发。表现为唇红区广泛水肿、充血、糜烂,覆以血痂,灼热感明显,剧烈的瘙痒,累及整个下唇,影响进食和说话。

2. 慢性光化性唇炎　又称脱屑性唇炎。早期下唇干燥,出现白色细小秕糠样鳞屑,易形成皱褶和皲裂。久治不愈,易演变成鳞癌,本病被视为癌前状态。

（八）变态反应性唇炎

1. 唇血管神经性水肿　患者急性发病,上唇较下唇好发。开始瘙痒、灼热痛,随之发生肿胀。水肿可在十几分钟内形成,表面光亮如蜡。肿胀可在数小时或 1~2 日内消退,不留痕迹。

2. 接触性唇炎　接触过敏原后 2~3 日出现口腔局部黏膜充血水肿,或形成红斑,重者发生水疱、糜烂或溃疡。

四、一般治疗

（一）慢性非特异性唇炎

避免刺激因素,纠正舔咬唇部的不良习惯。干燥脱屑用抗生素软膏或激素类软膏,渗出结痂时,先行 5% 生理盐水湿敷。局部注射曲安奈德液混悬液等有助于促进愈合[31]。

（二）腺性唇炎

局部注射泼尼松龙混悬液,或用放射性同位素 ^{32}P 贴敷。感染控制后局部可用金霉素甘油等。对唇肿疑有癌变者,尽早活检明确诊断。

（三）良性淋巴组织增生性唇炎

避免日照暴晒。由于本病对放射性敏感,可用同位素 ^{32}P 贴敷治疗,痂皮可用 0.1% 依沙吖啶溶液湿敷去除。局部涂抹抗炎抗渗出软膏。

（四）浆细胞性唇炎

本病对放射治疗比较敏感,严重者可用 X 线治疗或用放射性同位素局部贴敷治疗。

（五）肉芽肿性唇炎

服用或局部注射皮质类固醇药物,对皮质类固醇疗效不佳或为避免长期应用皮质类固醇引起的副作用,可选用氯法齐明、甲硝唑、抗生素类药物、抗组胺药、中药、手术治疗。

（六）梅-罗综合征

早期可用皮质类固醇,唇肿可局部注射泼尼松龙注射液、裂纹舌可用2%碳酸氢钠液、氯己定等进食后含漱。对长期唇肿已形成巨唇者,可考虑手术、激光、放疗等治疗措施。

（七）光化性唇炎

本病可发生癌变,应早期诊断和治疗。服磷酸氯喹和复合维生素B。局部治疗可用3%氯喹软膏、5%二氧化钛软膏等。唇部有渗出湿敷,干燥脱屑型可局部涂布激素类或抗生素类软膏。物理疗法。对怀疑癌变或已经癌变的患者可手术切除治疗。

（八）变态反应性唇炎

明确并隔离过敏原,可解除症状,防止复发。对于症状轻微者,通常情况可给予泼尼松口服。可酌情给予抗组胺药。

五、激光治疗

慢性唇炎通常以唇部反复干燥、脱屑、胀痛、痒、渗出、结痂为主要特征[31]。弱激光的作用原理是机体会发生一系列的生物反应,改善局部血管的通透性,加速循环,增强代谢,促进炎性渗出物的吸收及炎症细胞浸润消散,从而消除炎症反应,还可降低局部5-羟色胺含量及增加白细胞吞噬作用,并降低末梢神经的兴奋性,从而达到镇痛作用。提高患者免疫功能及神经调节功能,促进伤口愈合、镇痛作用明显。

1. **He-Ne激光**　波长632.8nm,输出功率120~160mW,照射时间15分钟,2次/d,15~20次/疗程。

2. **半导体激光**　波长630~810nm,输出功率500mW,照射时间10分钟,2次/d,15~20次/疗程。照射结束后可局部外用成纤维细胞生长因子等药物促进创面愈合。

第三节　颞下颌关节紊乱综合征

一、概述

颞下颌关节紊乱综合征是口腔颌面部最常见的疾病,发病机制尚未完全明了。本病的主要临床表现为关节区疼痛、运动时关节弹响、下颌运动障碍等。多数属关节功能失调、预后良好;但极少数病例也可发生器质性改变[32]。

二、病因

1. **精神因素**　精神因素在颞下颌关节紊乱综合征的发生和加重过程中起到了非常重要的作用。

2. **创伤因素**　很多患者有局部创伤史。如曾受外力撞击、突咬硬物、张口过大等;还有经常咀嚼硬食、夜间磨牙和单侧咀嚼习惯等。这些因素可能引起关节挫伤或劳损,咀嚼肌群功能失调。

3. **咬合因素**　咬合紊乱也可以导致颞下颌关节紊乱综合征的发生或者加重。如咬合干扰、牙齿过度磨损、磨牙缺失过多、不良修复体、颌间距离过低等。咬合关系的紊乱,可破坏关节内部结构及功能的平衡,促使本病发生。

4. **全身及其他因素**　系统性疾病,如类风湿关节炎,也可以引起颞下颌关节紊乱综合征。此外,一些医源性因素如鼻咽癌的放射治疗,会导致咀嚼肌的结构和功能改变。

三、临床表现

颞下颌关节紊乱综合征主要的临床表现有关节局部酸胀或疼痛、关节弹响和下颌运动障碍。疼痛部位可在关节区或关节周围,并可伴有轻重不等的压痛。关节酸胀或疼痛尤以咀嚼及张口时明显。弹响在张口活动时出现。响声可发生在下颌运动的不同阶段,可为清脆的单响声或碎裂的连响声。常见的运动障碍为张口受限、张口时下颌偏斜、下颌左右运动受限等。此外,还可伴有颞部疼痛、头晕、耳鸣等症状[33]。

四、检查

1. **X线片**　可发现有关节间隙改变和骨质改变,如硬化、骨破坏和增生、囊样变等,对比开口和闭口两个不同状态时髁状突的位置,可以了解关节的运动状态。

2. **关节造影**　造影可发现关节盘移位、穿孔、关节盘附着的改变和软骨面的变化。

3. **锥形束CT(CBCT)**　CBCT的分辨率很高,可以发现关节硬组织的细微结构变化,对关节病的诊断很有意义。

4. **磁共振(MRI)**　通过高分辨率的MRI图像,可以判断关节盘和肌肉等软组织的情况,为诊断颞下颌关节紊乱综合征提供重要的信息。

五、治疗

（一）药物治疗

1. 非甾体抗炎药 非甾体抗炎药通过抑制环氧合酶而阻止花生四烯酸合成炎症和疼痛介质前列腺素，从而发挥止痛和抗炎作用。

2. 硫酸氨基葡萄糖 治疗目的是消除炎症、减轻疼痛。已有证据提示，硫酸氨基葡萄糖很可能是一种可同时改善骨关节炎症状和关节功能的药物。

3. 阿片类镇痛药、抗抑郁药、抗惊厥药、类固醇激素。

（二）非药物治疗

1. 首先要去除精神因素的影响，必要时需精神科医生协助制订治疗计划，进行心理疏导。

2. 行为疗法

（1）矫正咬合关系及不良习惯，如过度张口、单侧咀嚼等。

（2）其他非药物治疗，如神经刺激疗法、神经阻滞疗法、外科手术治疗、物理治疗。

（3）中医针灸疗法等[33]。

3. 激光治疗 镓铝砷半导体激光因其具有优良的镇痛效果被应用于治疗颞下颌关节紊乱综合征，相当于中医的针灸疗法，低能量镓铝砷半导体激光的能量较低，不会对机体产生不可逆的损伤，可以一定程度上改善局部血管的通透性，加速血液循环，增强代谢，促进炎性渗出物的吸收及炎症细胞浸润消散，从而消除炎症反应，也有研究表明低能量激光能提高痛阈，引起吗啡样物质释放，使局部组织的 5- 羟色胺含量降低，并降低末梢神经的兴奋性，从而达到镇痛作用[34]。治疗方法：半导体激光波长 630~810nm，输出功率 500mW，照射时间 10 分钟，2 次 /d，两次治疗间隔 4 小时以上，15~20 次 /疗程。

第四节 咽 炎

一、概述

咽炎（pharyngitis）为咽部的非特异性炎症，是各种微生物感染咽部而产生炎症的统称，可单独存在，也可与鼻炎、扁桃体炎和喉炎并存，或为某些疾病的前驱症状。可分为急性咽炎和慢性咽炎。急性咽炎为咽部黏膜及黏膜下组织的急性炎症，咽淋巴组织常被累及，炎症早期可局限，随病情进展常可涉及整个咽腔，秋冬及冬春之交较常见。主要表现为咽部干燥、灼热、疼痛、吞咽疼痛明显、咽部充血肿胀等[35]。慢性咽炎又可分为慢性单纯性咽炎、慢性肥厚性咽炎和萎缩性咽炎,其中慢性单纯性咽炎较多见,病变主要在黏膜层,表现为咽部黏膜慢性充血,黏膜及黏膜下结缔组织增生,黏液腺可肥大,分泌功能亢进,黏液分泌增多。患者常咳出咽内黏痰,或感觉咽部有异物感,咳不出,咽不下。多见于成年人,病程长,易复发,症状顽固,较难治愈。

二、病因

主要为病毒和细菌感染。多由飞沫或直接接触而传染。人体的咽部为鼻腔和口腔后面的孔道,可分为鼻咽、口咽和喉咽三个组成部分。咽部富含淋巴组织,它们聚集成团组成扁桃体。正是由于咽部富含淋巴组织,因而咽部是人体阻挡病原体,尤其是病菌入侵的主要门户之一。但由于咽部结构复杂,易于沉积食物残渣等异物,因此细菌较易在人的咽部停驻、繁殖并引起炎症[36]。

另外,全身抵抗力减弱,如疲劳、受凉、烟酒过度等常是本病的诱因。此病亦可继发于感冒或急性扁桃体炎。急性咽炎反复发作或治疗不彻底,邻近器官病灶刺激如鼻窦炎、扁桃体炎、鼻咽炎、气管炎等,均可发展为慢性咽炎。烟酒过度、辛辣食物、烟雾、粉尘及有害气体刺激亦为常见病因[35]。

三、临床表现

(一)急性咽炎

一般起病较急,先有咽部干燥、灼热、粗糙感,继而有明显咽痛,吞咽时尤重,咽侧索受累时疼痛可放射至耳部,全身症状一般较轻,但因年龄、免疫力及病毒、细菌毒力不同而程度不一,可有发热、头痛、食欲不振和四肢酸痛等。通常无并发症,一般1周内可愈[37]。

(二)慢性咽炎

一般无全身症状。咽部异物感、痒感、灼热感、干燥感和微痛感。常有黏稠分泌物附着于咽后壁,使患者起床时出现频繁的刺激性咳嗽,伴恶心。无痰或仅有颗粒状藕粉样分泌物咳出,萎缩性咽炎患者有时咳出带臭味的痂皮。

四、检查

1. 口咽及鼻咽检查

(1)急性咽炎患者检查可见黏膜弥漫性充血、肿胀;腭弓及悬雍垂水肿,咽后壁淋巴滤泡和咽侧索红肿;表面有黄白色点状渗出物,下颌淋巴结肿大并有压痛。

（2）慢性咽炎患者检查可见黏膜充血,血管扩张,咽后壁有散在的淋巴滤泡,有少量黏稠分泌物附着在黏膜表面。若见咽后壁淋巴滤泡显著增生,咽侧索充血肥厚,则考虑为肥厚性咽炎。若黏膜干燥萎缩苍白,附有带臭味的黄褐色痂皮,考虑为萎缩性咽炎。

2. **实验室检查**　常采用咽拭子培养及细菌药敏试验。

五、诊断

根据病史、症状及体征,本病诊断不难。需要注意的是,急性咽炎需要与某些急性传染病（如麻疹、猩红热、流行性感冒等）鉴别;慢性咽炎需要注意排除早期恶性肿瘤。

六、治疗

（一）去除病因

消除各种致病因素,如戒除烟酒,改善工作环境,积极治疗鼻及鼻咽慢性炎性病灶及有关全身性疾病。增强体质,提高机体免疫力,预防急性上呼吸道感染。注意休息,多饮水,吃清淡易消化的食物。

（二）对症治疗

若发热、咽痛,应及时采用物理降温（如温水或75%酒精擦浴,头部放置冰袋等）及药物等退热措施。常用药物为口服复方阿司匹林或肌内注射复方氨林巴比妥等,保持口腔清洁,用碱性含漱剂可适当溶化咽部的黏稠分泌物,常采用复方硼砂液含漱。

（三）抗炎治疗

在发病初期,可用1%碘甘油或2%硝酸银涂擦咽壁,有促进炎症消退的作用。若炎症侵及喉部或气管,可选用适当的抗生素或激素雾化吸入治疗。病情严重者,首选青霉素肌内注射或静脉滴注并随时更换效力强的抗生素。若为病毒感染所致,应采用抗病毒药物。

（四）局部治疗

慢性咽炎以局部治疗为主。慢性单纯性咽炎常用复方硼砂溶液、呋喃西林溶液、2%硼酸液含漱。含漱时头后仰,张口发“啊”声,使含漱液能清洁咽后壁。慢性肥厚性咽炎除上述药物治疗外,可用激光治疗。萎缩性咽炎可用2%碘甘油涂抹咽部,可改善局部血液循环,促进腺体分泌。

（五）中药治疗

慢性咽炎系脏腑阴虚,虚火上扰,治宜滋阴清热,可用增液汤加减治疗。中成药含片也常在临床应用。

（六）激光治疗

较多文献证实 He-Ne 激光对慢性咽炎患者的治疗效果是确定的[38]，直接照射口咽部后壁扩张的毛细血管，使咽部血流增加，增强微循环，增加局部血糖供应，可改变黏膜微血管的通透性，减少炎症渗出。临床适用广泛。

1. **He-Ne 激光** 患者取舒适位，尽量张口，将光纤头消毒后对准口咽部后壁直接照射。波长 632.8nm，输出功率 120~160mW，照射时间 15 分钟，2 次/d，两次治疗间隔 4 小时以上，15~20 次/疗程。

2. **半导体激光** 波长 630~810nm，输出功率 500mW，照射时间 10 分钟，2 次/d，两次治疗间隔 4 小时以上，15~20 次/疗程。

第五节 扁桃体炎

扁桃体炎可分为急性扁桃体炎和慢性扁桃体炎。患急性传染病（如猩红热、麻疹、流行性感冒、白喉等）后，可引起慢性扁桃体炎，鼻腔有鼻窦感染也可伴发本病。病原菌以链球菌及葡萄球菌等较为常见。临床表现为经常咽部不适，异物感，发干、痒，刺激性咳嗽，口臭等症状[39]。

一、病因

由于细菌及分泌物积存于扁桃体窝导致的。致病菌主要为链球菌或者葡萄球菌。继发于某些急性传染病如猩红热、白喉、流行性感冒、麻疹等[39]。

二、临床表现

（一）急性期

1. **全身症状** 起病急，畏寒，体温可达 39~40℃，尤其是幼儿可因高热而抽搐、呕吐或昏睡、食欲缺乏、便秘和懒动等。

2. **局部症状** 咽痛明显，吞咽时尤甚，剧烈疼痛者可放射至耳部，幼儿常因不能吞咽而哭闹不安。儿童若因扁桃体肥大影响呼吸时可妨碍其睡眠，夜间常惊醒[40]。

（二）慢性期

1. **反复发作咽痛** 每遇感冒、受凉、劳累、睡眠欠佳或烟酒刺激后咽痛发作，并有咽部不适及堵塞感。

2. **口臭** 扁桃体内细菌的繁殖生长及残留于扁桃体内的脓性栓塞物常可致口臭。

3. **扁桃体肿大** 肥大的扁桃体可使吞咽困难，说话含糊不清，呼吸不畅或睡眠时打鼾。

4. 全身表现 扁桃体内的细菌、脓栓常随吞咽进入消化道,从而引起消化不良。如细菌毒素进入体内,可有头痛、四肢乏力、容易疲劳或低热等表现[39]。

三、检查

(一)急性期

口咽部黏膜明显充血,可呈弥漫性。扁桃体、腭咽弓及腭舌弓充血更为显著。细菌感染时可见白细胞总数显著增加,中性粒细胞分类明显增高。

(二)慢性期

检查可见扁桃体慢性充血,扁桃体表面不平、有瘢痕,与周围组织有牵连,有时可见隐窝口封闭,有黄白色小点,其上盖有菲薄黏膜或粘连物。隐窝开口处可有脓性分泌物或干酪样分泌物,挤压时分泌物外溢。腭舌弓及腭咽弓充血。下颌淋巴结肿大。另外,扁桃体激发试验、血清抗链球菌溶血素"O"、抗链激酶和抗透明质酸酶滴度的动态观察等,对诊断有一定的参考意义。

四、诊断

应根据病史、局部与全身检查等资料,全面分析,相互参证,有时需结合扁桃体摘除后的情况加以判断。

五、治疗

(一)一般治疗

1. **保持口腔清洁** 每日睡前刷牙,饭后漱口,以减少口腔内细菌感染的机会。

2. **含漱法** 可选用含碘片,每次 1~2 片,每日 3~4 次含化。用淡盐水漱口,简单又方便,可于饭后及睡前,取温开水一杯,加少许食盐,口感有咸味即可,反复漱口,每次 5 分钟左右。

3. **药物治疗** 使用增强免疫力的药物;若为链球菌感染,可用长效青霉素治疗;加强体育锻炼,增强体质和抵抗力。当保守治疗无效时应采用手术疗法。

(二)手术治疗

1. **适应证**

(1)扁桃体过度肥大,妨碍呼吸、吞咽者。

(2)反复急性发作,每年 4 次以上,有扁桃体周围脓肿病史。

(3)长期低热,全身检查除扁桃体炎外无其他病变者。

（4）由于扁桃体炎而导致的肾炎、风湿等病,应在医生指导下择期手术。

2. **存在以下情况,则不宜手术**[41]

（1）急性炎症期及患急性病、上呼吸道感染和有流行病的时期。

（2）造血系统疾病、凝血功能减退、高血压、心脏病、肺结核等患者不宜手术。

（3）妇女月经期及经前 3~5 日不做手术,否则,术后咽炎症状加重。

（4）有慢性咽炎的患者如不十分必要可不手术,否则,术后咽炎症状加重。至于慢性扁桃体炎的患者具体何时手术为宜,需医生根据实际情况决定。

（三）激光治疗

其原理与治疗咽炎相同。

1. **He-Ne 激光**　波长 632.8nm,输出功率 120~160mW,照射时间 15 分钟,2 次 /d,两次治疗间隔 4 小时以上,15~20 次 / 疗程。

2. **半导体激光**　波长 630~810nm,输出功率 500mW,照射时间 10 分钟,2 次 /d,两次治疗间隔 4 小时以上,15~20 次 / 疗程。

第六节　口　腔　溃　疡

一、概述

口腔溃疡俗称"口疮",是一种常见的发生于口腔黏膜的溃疡性损伤病症,多见于唇内侧、舌头、舌腹、颊黏膜、前庭沟、软腭等部位,这些部位的黏膜缺乏角质化层或角化较差。舌头溃疡指发生于舌头、舌腹部位的口腔溃疡。口腔溃疡发作时疼痛剧烈,局部灼痛明显,严重者还会影响饮食、说话,对日常生活造成极大不便;可并发口臭、慢性咽炎、便秘、头痛、头晕、恶心、乏力、烦躁、发热、淋巴结肿大等全身症状[42]。

二、病因

口腔溃疡的发生是多种因素综合作用的结果,包括局部创伤、精神紧张、食物、药物、营养不良、激素水平改变及维生素或微量元素缺乏。系统性疾病、遗传、免疫及微生物在口腔溃疡的发生、发展中可能起重要作用。如缺乏微量元素锌、铁,缺乏叶酸、维生素 B_{12} 和营养不良等,可降低免疫功能,增加口腔溃疡发病的可能性;血链球菌及幽门螺杆菌等细菌也与口腔溃疡关系密切。口腔溃疡通常预示着机体可能有潜在系统性疾病,口腔溃疡与胃溃疡、十二指肠溃疡、溃疡性结肠炎、局限性肠炎、肝炎、女性经期、维生素 B 族吸收障碍症、自主神经功能紊乱症等均有关[43]。

三、临床表现

表现为口腔黏膜溃疡类损伤的疾病有多种。

(一)复发性阿弗他性口炎

该类型又称复发性口腔溃疡、复发性口疮,灼痛是其突出特征,外观为单个或者多个大小不一的圆形或椭圆形溃疡,表面覆盖灰白或黄色假膜,中央凹陷,边界清楚,周围黏膜红而微肿。具有周期性、复发性、自限性的特征,女性较多。一年四季均能发生,能在10日左右自愈[43-44]。

(二)白塞综合征

又称贝赫切特综合征,其口腔黏膜损害症状和发生规律与复发性阿弗他溃疡类似,除此之外,本病累及多系统多脏器,且有先后出现的口腔外病损症状。眼、生殖器、皮肤病损也是其主要临床特征,表现为反复性生殖部位溃疡、皮肤结节性红斑、毛囊炎、葡萄膜炎。严重者可发生运动系统、循环系统、神经系统、消化系统、呼吸系统、泌尿系统等多系统损害。

(三)创伤性溃疡

与机械性刺激、化学性灼伤或者冷热刺激有密切关系,其发病部位和形态与机械刺激因子相符合。无复发史,去除刺激后溃疡很快愈合;但如果任其发展,则有癌变可能。

(四)癌性溃疡

老年人多见,形态多不规则,其边缘隆起呈凹凸不平状,与周围组织分界不清,溃疡面的基底部不平整,呈颗粒状,触之硬韧,和正常黏膜有明显的区别,疼痛不明显。恶性溃疡病程长,数月甚至一年多都不愈合或逐渐扩大,常规消炎防腐类药物治疗效果不明显。良性口腔溃疡患者较少出现全身症状;恶性口腔溃疡患者则相反,可出现发热、颈部淋巴结肿大、食欲缺乏、消瘦、贫血、乏力等表现。

(五)单纯疱疹

好发于婴幼儿,早期以成簇的小水疱为主要表现,疱破后会融合成较大的糜烂面或不规则的溃疡。复发与诱因有明确关系,复发前常伴有咽喉痛、乏力等前驱症状,发病期间多伴有明显全身不适。

(六)放射性口炎

有放射线暴露史,出现急、慢性口腔损害是其特征。放射性口炎黏膜损害程度较轻时出现口腔黏膜发红、水肿、糜烂、溃疡,覆盖白色假膜,易出血,触痛明显,口干、口臭等,可以合并进食困难等功能障碍和头昏、失眠、厌食、脱发等全身症状,较重时可以伴发出血、继发感染等全身损害。

四、治疗原则

（一）对于口腔溃疡的治疗

以消除病因、增强体质、对症治疗为主,治疗方法应坚持全身治疗和局部治疗相结合,中西医治疗相结合,生理和心理治疗相结合。需要引起注意的是,经久不愈、大而深的舌头溃疡,有可能是一种癌前病损,极易癌变,必要时应做活检以明确诊断[44-45]。

（二）激光治疗

随着人们生活方式的改变,该病在临床上越来越常见,已成为一种严重影响口腔健康的疾病。弱激光对人体皮肤、皮下组织具有更强的穿透力,促进皮肤和皮下组织的血液循环和新陈代谢,加快溃疡病灶组织的消炎和再生。激光治疗复发性口腔溃疡可提高治疗效果,降低复发率,缓解患者疼痛感,具有较高的安全性和有效性[44-46]。

1. **He-Ne 激光**　波长 632.8nm,输出功率 120~160mW,照射时间 15 分钟,2 次 /d,两次治疗间隔 4 小时以上,15~20 次 / 疗程。

2. **半导体激光**　波长 630~810nm,输出功率 500mW,照射时间 10 分钟,2 次 /d,两次治疗间隔 4 小时以上,15~20 次 / 疗程。照射结束后可局部外喷成纤维细胞生长因子等药物治疗促进创面愈合。

3. **弱激光治疗禁忌证**　癌性溃疡。

第五章

颜面部皮肤疾病

第一节 寻 常 痤 疮

一、概述

寻常痤疮是皮肤科最常见的毛囊皮脂腺慢性炎症性疾病,皮损好发于面颊、额部和下颌,亦可累及躯干,如前胸部、背部及肩胛部,以粉刺、丘疹、脓疱、结节、囊肿及瘢痕为特征,常伴皮脂溢出,好发于青春期男女,也常被称为"青春痘"[47]。

二、病因

雄激素水平异常、皮脂大量分泌、毛囊周围细胞角化异常和炎症反应(痤疮丙酸杆菌)。此外,遗传、心理压力、免疫等因素也会影响痤疮的发病或者病情变化[47]。

三、诱发因素

糖皮质激素类药物、雄激素类药物等均会诱发痤疮,或使痤疮严重。高糖饮食、奶制品等会诱发痤疮或使痤疮恶化。高温环境,经常涂抹油性乳液或粉底霜等,心理压力和熬夜也可诱发[48-50]。

四、典型症状

好发于皮脂腺密集区域,面颊、额部和下颌。除此之外,也可见于躯干,如胸部、背部及肩部。

1. **初发** 与毛囊一致的圆锥形丘疹,如白头粉刺及黑头粉刺,白头粉刺可挤出黄白色豆腐渣样物质,粉刺里往往为细菌和皮脂的混合物。

2. **加重** 粉刺里的细菌和皮脂的混合物释放到周围组织中,导致皮肤损伤加重,逐步形成炎症丘疹,顶端可有小脓疱。

3. **持续发展** 已经有了小脓疱的痤疮可继续发展成大小不一、暗红色结节或囊肿,久治不愈可化脓形成脓肿,甚至破溃后常形成窦道和瘢痕。

五、治疗

(一)一般治疗

少吃高糖饮食和奶制品,避免熬夜、生活不规律,避免暴晒,注意个人卫生等。洗脸时选择清水或者合适的洁面产品,保持皮肤清洁,化妆时选择不会堵塞毛孔的化妆品,及时卸妆。痤疮会造成不同程度的心理压力,而心理压力过大又会导致痤疮严重,治疗痤疮时可配合心理疏导和心理健康教育,不仅有助于患者减轻心理压力,还会使疾病缓解[48]。

(二)外用药物治疗

1. **维A酸类** 可减少皮肤表面、毛囊及皮脂腺的菌群,尤其是对痤疮丙酸杆菌有抑制作用及粉刺溶解作用,对不同类型的痤疮均有效[49]。

2. **系统药物治疗** 一般用于中重度的痤疮或者外用药物无效的患者。部分系统治疗药物会导致胎儿畸形。因此,妊娠期女性应避免采取系统治疗。

(1)抗生素:中重度的痤疮患者首选的系统治疗药物。首选红霉素、克林霉素。异维A酸:目前最有效的抗痤疮类药物,无禁忌证痤疮患者可尽早服用。异维A酸可减少油脂分泌,抑制异常角化和黑头粉刺形成,并抑制痤疮丙酸杆菌,对结节性、囊肿性、聚合性痤疮效果好。其副作用有口唇发干、脱屑、血脂升高等。这类药物还有明确的致畸作用。备孕患者不能使用[49]。

(2)激素类药物:如抗雄激素类药物,口服避孕药适用于女性雄激素异常的患者,避孕药一般由雌激素和孕激素构成,雌、孕激素可以对抗雄激素,还可以直接作用于皮脂腺,减少皮脂分泌。螺内酯具有轻度抗雄激素作用,不适合男性痤疮患者长期使用。

(3)糖皮质激素:适用于严重结节性痤疮、聚合性痤疮、囊肿性痤疮的炎症期和暴发性痤疮。对严重的结节性或囊肿性痤疮,可选用皮损内注射糖皮质激素。长期大剂量使用糖皮质激素,避免发生不良反应[49]。

3. **激光治疗** 半导体激光波长为810nm,为毛囊吸收光源的峰值,能抑制毛囊周围的痤疮丙酸杆菌的生长。通过光热效应改善微循环和抑制皮脂腺的分泌,促进炎症及水肿的吸收和消散,从而加快炎症组织的修复。且有文献报道半导体激光可选择性地抑制皮脂腺的分泌,热损伤真皮胶原纤维,刺激真皮胶原的重塑和上皮成纤维细胞的增殖,对痤疮炎症后遗留的痤疮瘢痕也有一定的疗效[51]。方法:患者平卧位,闭眼,波长810nm,输出功率500mW,照射时间10分钟,2次/d,两次治疗间隔4小时以上,15~20次/疗程。或 He-Ne 激光：波长 632.8nm，输出功率 120~160mW，照射时间 15 分钟，2 次 /d，两次治疗间隔 4 小时以上，15~20 次 / 疗程。

第二节　过敏性皮炎

一、概述

过敏性皮炎是皮肤科较为常见的疾病，是指过敏原通过皮肤或黏膜接触、吸入、注射及经口摄入等途径进入机体后，导致异常免疫反应，引发皮肤系列症状的一类疾病。常见的有湿疹、荨麻疹、药疹、变应原性接触性皮炎及特应性皮炎[52]。

二、病因

过敏原通过皮肤黏膜接触、吸入、食入或注射等途径进入机体，通过一系列反应，产生抗体，使机体致敏。当机体再次接触过敏原时，免疫系统活化攻击过敏原导致炎症反应的发生，可表现出皮肤症状。当患者脱离过敏原，炎症反应可以缓解或消退。

三、疾病类型

根据反应机制，变态反应可分为 4 类[52]：

Ⅰ型超敏反应：速发型，代表疾病为荨麻疹。

Ⅱ型超敏反应：细胞毒型，代表疾病为药物超敏反应综合征。

Ⅲ型超敏反应：免疫复合物型，代表疾病为变应性血管炎。

Ⅳ型超敏反应：迟发型，代表疾病为湿疹、变应性接触性皮炎。

临床表现：各种类型的皮疹如红斑、丘疹、斑疹、水疱、风团、水肿等。伴不同程度的瘙痒、刺痛等。

四、治疗

（一）药物治疗

治疗过敏性皮炎，要首先寻找和去除刺激物或病因，可通过口服和外用药物缓解症状。急性期可局部外用激素、口服抗组胺药（如氯雷他定或盐酸西替利嗪片等）治疗，配合钙剂和维生素 C。抗白三烯药如扎鲁司特和孟鲁司特。无渗出可使用炉甘石外用，有渗出应用硼酸湿敷减少渗出。如瘙痒严重，常用的有樟脑、薄荷、石炭酸等。糖皮质激素是过敏性皮炎外用药中最常使用的一种，也是最有效的药物之一。炎症明显者必要时可使用激素类药物,如氢化可的松、泼尼松、地塞米松等。但长期使用可引起局部皮肤萎缩、毛细血管扩张、多毛等不良反应,因此使用时应注意从强到弱过渡,使用次数由多到少,婴幼儿及面部避免使用强效激素,避免长期大面积使用激素类药物。钙调磷酸酶抑制剂为局部免疫调节剂,主要用于特应性皮炎的治疗,如他克莫司、吡美莫司。由于其疗效好、安全性高,可长期使用,已经被提出作为一种长期外用糖皮质激素的替代治疗方案[53-54]。

（二）光疗

常用的主要有 UVA 光疗即长波紫外线（320~400nm）和 UVB 光疗即中波紫外线（290~320nm）照射治疗[54]。

（三）激光治疗

He-Ne 激光治疗仪波长为 632.8nm,其作用原理是局部受损皮肤在 He-Ne 激光照射下,线粒体刺激过氧化氢酶使其活性升高,促进蛋白合成及三磷酸腺苷分解,促使损伤组织中的蛋白质固化,加速局部血液循环,改善皮肤炎症症状,促进受损皮肤修复,因此对过敏性皮炎也有良好的效果。治疗方法如下:

1. **He-Ne 激光**　波长 632.8nm,输出功率 120~160mW,照射时间 15 分钟,2 次 /d,两次治疗间隔 4 小时以上,15~20 次 / 疗程。

2. **半导体激光**　波长 630~810nm,输出功率 500mW,照射时间 10 分钟,2 次 /d,两次治疗间隔 4 小时以上,15~20 次 / 疗程。

第三节　颜面部软组织感染

一、概述

颜面部软组织感染常见的有毛囊炎、疖、痈、急性蜂窝织炎、脓肿、丹毒、急性淋巴管炎。少见的皮肤、皮下组织、筋膜和软组织坏死性感染主要有以下几种:

1. 细菌协同性坏死。
2. 坏死性筋膜炎。
3. 溶血性链球菌性坏死。
4. 新生儿皮下坏疽。

二、临床表现

皮肤红肿、皮温增高、压痛、硬结、硬块或向心性蔓延的红痛条状物,局部有波动感、坏死、溃疡及功能障碍等。

三、治疗

（一）局部一般治疗

局部热敷或辅以紫外线照射等理疗；外敷中药；封闭疗法；放射治疗；局部已化脓溃烂者，应适当换药。酌情选用有效抗生素并用清热解毒中药。必要时，根据细菌药敏试验结果调整使用敏感药物。

（二）切开引流

脓肿形成时，应及时进行切开引流术：切开部位宜在病变最低位，以利于引流，切口方向宜与其深面的大血管、神经干平行。开始先切小口，用手指探明脓肿准确范围后，再按需扩大，必要时做切口引流；引流物不可填塞过紧（除非创口出血不止），以免妨碍引流，并妥善固定。痈切开引流时，切口两端应超过炎症边缘少许，直达深筋膜[55]。

（三）激光治疗

临床学者研究发现，软组织感染发病率有逐年上升的趋势，低功率He-Ne 激光治疗各种细菌感染性创面，疗效显著、疗程短、安全实用、无痛苦。有学者通过大量的调查分析发现激光能够有效促使照射部位的微血管实现扩张，另外能增加静脉回流，血液流动速度也能改变，最终达到改善并纠正组织微循环障碍，同时提高细胞膜通透性，促进人体组织的新陈代谢的作用[56]。另外 He-Ne 激光通过生物刺激还能够有效降低末梢神经兴奋性，降低痛觉传入，降低局部组织中的 5- 羟色胺含量，在实际的治疗中有相对较好的止痛效果。另外还有学者调查发现 He-Ne 激光照射之后还能增加玫瑰花环的形成与淋巴细胞转化率，提升免疫球蛋白与补体水平。

治疗方法：皮肤早期感染，无脓肿形成时可予以弱激光照射促进炎症吸收，同时外用抗生素药物。如治疗期间形成脓肿或破溃，立即切开引流，清除创面的坏死组织。术后第二日开始继续照射弱激光促进创面快速愈合，减轻炎症，缩短病程，也有预防瘢痕的作用。同时每日激光治疗前必须换药，保持新鲜创面。

1. **He-Ne 激光**　波长 632.8nm，输出功率 120~160mW，照射时间 15 分钟，2 次 /d，两次治疗间隔 4 小时以上，15~20 次 / 疗程。

2. **半导体激光**　波长 630~810nm，输出功率 500mW，照射时间 10 分钟，2 次 /d，两次治疗间隔 4 小时以上，15~20 次 / 疗程。

第四节　腮　腺　炎

一、概述

流行性腮腺炎简称腮腺炎,是由腮腺炎病毒感染所致的急性自限性呼吸道传染病,通过飞沫传播。主要发生于儿童和青少年,以腮腺非化脓性肿胀、疼痛为特征性表现。腮腺炎病毒除可侵犯腮腺外,还可侵犯神经系统和其他腺体组织,引起脑膜炎、脑膜脑炎、睾丸炎、卵巢炎、胰腺炎和心肌炎等[57]。

二、临床表现

流行性腮腺炎的潜伏期有 8~30 日,平均为 18 日。前驱期少数患者可有肌肉酸痛、头痛、食欲缺乏、畏寒发热等症状。1~2 日后出现腮腺肿痛,体温达 38~40℃。病程 1~3 日肿胀达到高峰,4~5 日后逐渐消退。症状的轻重个体差异较大,一般成人症状比儿童重。腮腺肿大一般从一侧开始,1~4 日后波及另一侧,以耳垂为中心逐渐向前、向后、向下发展,呈现梨形肿胀。肿大的腮腺边缘不清楚,质韧且有弹性,有明显胀痛,局部灼热但不红。因唾液腺管阻塞,吃酸性食物时唾液分泌会增加,但唾液的排出受阻,导致唾液潴留,从而使腮腺胀痛加剧[57-58]。

三、实验室检查

发病早期约90%的患者血、尿淀粉酶都升高。应用聚合酶链反应(PCR)技术检测腮腺炎病毒的 RNA,灵敏度和特异度非常高,可显著提高可疑患者的确诊率。早期从患者的唾液、血、尿、脑脊液等标本中分离出腮腺炎病毒,可以确诊[57]。

四、治疗

(一)一般治疗

患者应卧床休息,隔离到腮腺肿胀消退为止。注意口腔卫生。采用流质或者半流质饮食,避免进食酸性食物。高热时可物理或者药物降温。头痛或腮腺肿痛明显时可以使用镇痛剂。合并胰腺炎的患者应禁食,行静脉营养治疗。

(二)药物治疗

发病早期可使用利巴韦林静脉滴注。

（三）激光治疗

腮腺炎是急性炎症性疾病,患者的临床症状较重,腮腺肿痛尤其让患者难以忍受,有文献报道采用 He-Ne 激光照射腮腺红肿部位,可使患者消肿及疼痛时间明显缩短,由此减少并发症的发生。He-Ne 激光能使局部微循环改善,加快病理代谢产物的吸收,从而起到消炎消肿退热作用,同时可提高机体免疫力,增强抗病毒能力,加速物质的排除,He-Ne 激光照射皮肤可直接刺激神经末梢,降低病变部位对疼痛的反应。无副作用,尤其是小儿更容易接受。治疗方法如下:

1. **He-Ne 激光**　波长 632.8nm,输出功率 120~160mW,照射时间 15 分钟,2 次 /d,两次治疗间隔 4 小时以上,15~20 次 / 疗程。

2. **半导体激光**　波长 630~810nm,输出功率 500mW,照射时间 10 分钟,2 次 /d,两次治疗间隔 4 小时以上,15~20 次 / 疗程。

参 考 文 献

［1］葛坚,王宁利 . 眼科学 . 3 版 . 北京:人民卫生出版社,2015:56-57.

［2］张学军 . 皮肤性病学高级教程 . 北京:人民军医出版社,2014:86-88.

［3］WILLMANN D.Treasure island.Nursing times, 2011, 107（9）: 26-27.

［4］葛坚,王宁利 . 眼科学 . 3 版 . 北京:人民卫生出版社,2015:57-58.

［5］CHANG M, PARK J, KYUNG S. Extratarsal presentation of chalazion. International Ophthalmology, 2017, 37（6）: 1365-1367.

［6］KHANDJI J, SHAH P, CHARLES N, et al. Recurrent profuse hemorrhage after chalazion excision in a patient with systemic amyloidosis. Canadian Journal of Ophthalmology, 2017, 52（4）: e136-e138.

［7］ESMAEIL M A, ROSS J K, ZIA I C.10-minute consultation chalazion. British Medical Journal, 2010, 13（5）: 318.

［8］葛坚,王宁利 . 眼科学 . 3 版 . 北京:人民卫生出版社,2015:273-274.

［9］葛坚,王宁利 . 眼科学 . 3 版 . 北京:人民卫生出版社,2015:99-100.

［10］葛坚,王宁利 . 眼科学 . 3 版 . 北京:人民卫生出版社,2015:72.

［11］李凤鸣,谢立信 . 中华眼科学 . 北京:人民卫生出版社,2014:980-981.

［12］葛坚,王宁利 . 眼科学 . 3 版 . 北京:人民卫生出版社,2015:263-265.

［13］余梅仙 . 氦氖激光治疗儿童弱视的疗效 . 研究临床与实践,2019,23（31）: 4494-4495.

［14］孔维佳,周梁 . 耳鼻喉头颈外科学 . 3 版 . 北京:人民卫生出版社,2015:64-66.

［15］孔维佳,周梁 . 耳鼻喉头颈外科学 . 3 版 . 北京:人民卫生出版社,2015:69-71.

［16］中华耳鼻喉头颈外科杂志编辑委员会鼻科组,中华医学会耳鼻喉头颈外科学分会鼻科组.中国慢性鼻窦炎诊断和治疗指南（2018）.中华耳鼻咽喉头颈外科杂志,2019,54（2）:81-100.

［17］孔维佳,周梁.耳鼻喉头颈外科学.3版.北京:人民卫生出版社,2015:71-77.

［18］中华耳鼻咽喉头颈外科杂志编委会鼻科组,中华医学会耳鼻咽喉头颈外科学分会鼻科学组.变应性鼻炎诊断和治疗指南.中华耳鼻咽喉头颈外科杂志,2009,44（12）:2.

［19］尹佳.北京协和医院变应原制剂应用指南.北京:中国协和医科大学出版社,2014:137-151.

［20］LEI C.Chinese society of allergy guidelines for diagnosis and treatment of allergic rhinitis. Allergy Asthma & Immunology Research, 2018, 10（4）: 300-353.

［21］孔维佳,周梁.耳鼻喉头颈外科学.3版.北京:人民卫生出版社,2015:338-339.

［22］宋建涛,宋鸿艳,杨春光.高功率半导体治疗耳郭囊肿7例.临床耳鼻喉头颈外科杂志,2009,23（10）:469-470.

［23］孔维佳,周梁.耳鼻喉头颈外科学.3版.北京:人民卫生出版社,2015:347-355.

［24］AMIR F, RICHARD S, ROHIT P. Otitis media with effusion. British Medical Journal, 2011, 343: d3770.

［25］KATHRYN M H, ALEXANDER B R, HEATHER L B, et al. Otitis media: diagnosis and treatment. American Family Physician, 2013, 88（7）: 435-440.

［26］NADER S, ALEJANDRO H, DIANAH K, et al. Tympanocentesis in children with acute otitis media. New England Journal of Medicine, 2011, 364（2）: 04.

［27］孟焕新.牙周病学.4版.北京:人民卫生出版社,2015:214-215.

［28］CHAPPLE I, MEALEY B, VANDYKE T, et al. Periodontal health and gingival diseases and conditions on an intact and a reduced periodontium: consensus report of workgroup 1 of the 2017 world workshop on the classification of periodontal and peri-implant diseases and conditions. Journal of Periodontology, 2018, 89（1）: S74-S84.

［29］陶玉飞,郭凤芹.半导体激光辅助重度慢性牙周炎牙周非手术治疗的临床研究Ⅱ.口腔医学研究,2018,34（10）:1085-1089.

［30］刘劲,王海瑞,陈瑞斌,等.慢性非特异性唇炎临床疗效观察.临床口腔医学杂志,2015,31（1）:53-55.

［31］孙凯,蒋伟文.慢性唇炎的临床进展.临床口腔医学杂志,2013,29（6）:371-373.

［32］傅开元.颞下颌关节及口颌面疼痛的治疗.中国实用口腔科杂志,2009,2（3）:139-143.

［33］JEFFREY P,王美青,刘晓东.颞下颌关节紊乱病及其咬合的诊断与治疗.实用口腔医学杂志,2014,30（5）:708.

［34］MZAAETTO M, HOTTA T, PIZZO R. Measurements of jaw movements and TMJ pain intensity in patients treated with gaAlAs laser. Brazilian Dental Journal, 2010, 21（4）: 356-360.

［35］田勇泉, 韩东一, 迟放鲁, 等. 耳鼻咽喉头颈外科学. 8 版. 北京: 人民卫生出版社, 2013: 128-129.

［36］王亮. 实用耳鼻咽喉头颈外科急诊学. 郑州: 郑州大学出版社, 2016: 118-120.

［37］李绍英, 刘钢. A 组乙型溶血性链球菌咽炎的诊治. 中华实用儿科临床杂志, 2013, 28（22）: 1751-1752.

［38］陈其冰, 王燕, 李芬, 等. 慢性咽炎病因和发病机制研究进展. 听力学及言语疾病杂志, 2019, 27（2）: 224-228.

［39］韩德民. 耳鼻咽喉头颈外科学. 3 版. 北京: 北京大学医学出版社, 2019: 245-249.

［40］中国医师协会儿科医师分会儿童耳鼻咽喉专业委员会. 儿童急性扁桃体炎诊疗: 临床实践指南. 中国实用儿科杂志, 2017, 32（3）: 161-164.

［41］PELUCCHI C L, GRIGORYAN C, GALEONE S, et al. Guideline for the management of acute sore throat. Clinical Microbiology and Infection, 2012, 18（1）: 1-27.

［42］陈谦明. 口腔黏膜病学. 北京: 人民卫生出版社, 2016: 12-197.

［43］周刚. 复发性阿弗他溃疡诊疗指南（试行）. 中华口腔医学杂志, 2012, 47（7）: 1-12.

［44］谢春, 戴琳. 康复新液联合口腔溃疡散治疗复发性阿弗他溃疡的临床观察. 中国药房, 2016, 27（8）: 1101-1103.

［45］张优琴, 江春霞. 复发性口腔溃疡的临床治疗进展. 中国药房, 2015, 26（3）: 5030-5032.

［46］潘央央, 王晓飞, 魏智渊, 等. 激光治疗复发性口腔溃疡效果的 Meta 分析. 健康研究, 2016, 6（4）: 416-419.

［47］张学军, 郑捷. 皮肤性病学. 9 版. 北京: 人民卫生出版社, 2018: 8.

［48］赵辨. 中国临床皮肤病学. 2 版. 南京: 江苏科学技术出版社, 2017: 4.

［49］项蕾红. 中国痤疮治疗指南（2014 修订版）. 临床皮肤科杂志, 2015, 44（1）: 52-57.

［50］杨婷婷, 邵明娟, 石群, 等. 关于全国大学生痤疮发病率及影响因素的调查. 临床医学研究与实践, 2016, 1（1）: 51.

［51］李佩斯, 王艳芳, 张文君, 等. 半导体激光联合果酸治疗轻中度痤疮的疗效观察及护理. 国际医药卫生导报, 2020, 19（26）: 2976-2977.

［52］张学军, 郑捷. 皮肤性病学. 9 版. 北京: 人民卫生出版社, 2018: 105.

［53］张迅. 过敏性皮肤病的中医治疗研究. 中国处方药, 2017, 15（5）: 102-103.

［54］李承新. 常见过敏性皮肤病的种类和治疗. 中国临床医生杂志, 2014,（12）: 1-2.

［55］黄春莲. 红光照射联合拔毒生肌散外敷治疗慢性皮肤溃疡临床治疗与护理观察. 中国实用医药, 2015, 10（26）: 229-230.

［56］梁丽,施丽华,王文颖.康复新液联合氦氖激光治疗Ⅱ期及以上压力性皮肤溃疡32例.中国伤残医学,2015,23(11):78-79.

［57］李兰娟,任红.传染病学.9版.北京:人民卫生出版社,2018:89-92.

［58］王卫平,孙锟.儿科学.9版.北京:人民卫生出版社,2018:29-30.

第四篇　弱激光在颈部疾病中的应用

第一章

颈部淋巴结炎

一、概述

颈部淋巴结炎是外科常见的感染性疾病,颈部淋巴结炎及淋巴结肿大,大多继发于面颈部间隙感染、上呼吸道感染、牙龈牙周炎、腮腺炎、头面部毛囊炎等,是细菌沿淋巴管侵入颈部丰富的淋巴结,或局部的感染灶蔓延至淋巴结,引起的感染,多发于冬春两季。好发于儿童及青少年。

二、临床表现

普遍临床表现为局部红、肿、热、痛(触痛、咽痛)明显,颈部淋巴结增大,严重者或伴有恶寒、发热、触痛、咽痛、咳嗽、头痛等全身症状[1]。根据起病缓急及病程长短,分为急性与慢性两大类,急性颈部淋巴结炎主要病因为金黄色葡萄球菌感染及溶血性链球菌感染,多见于原发性疾病。慢性颈部淋巴结炎多为急性颈部淋巴结炎迁延不愈所致。

三、治疗

急性淋巴结炎未形成脓肿之前应处理原发感染病灶,淋巴结炎可暂时不予处理。部分淋巴结炎可自行消退。若脓肿形成,则必须切开引流,同时全身使用抗生素治疗[2]。

弱激光即低能量激光(He-Ne 激光、半导体激光等),通常指功率为毫瓦级别的激光。作用在局部能够对组织产生刺激、激活、光化学作用,改善局部血液和淋巴循环,减轻水肿,加快代谢产物清除,减轻充血和水肿等炎症反应,促进组织细胞再生及调节免疫功能,诱导皮损区毛囊周围浸润的 T 淋巴细胞凋亡,以减轻炎症而达到帮助毛发再生的目的[1-2]。

弱激光疗法辅助治疗急性面颈部淋巴结炎有利于防止炎症的扩散,促进炎症吸收。激光不仅照射淋巴结炎的部位,而且辐射感染侵入门户(拔牙窝、口腔黏膜和皮肤感染区、扁桃体等)。临床效果良好,浸润物消散加快,恢复期限明显缩短,全身情况好转(体温下降、疼痛减轻)较快。

1. **He-Ne 激光照射** 波长 632nm,输出功率 10~40mW,照射时间 20min/ 次,2 次 /d,两次治疗间隔 4 小时以上,20 次 / 疗程。

2. **半导体激光照射** 波长 630~810nm,输出功率 100~500mW,照射时间 10~20min/ 次,1 次 /d,两次治疗间隔 4 小时以上,20 次 / 疗程。

特别需要说明的一点:患者如有牧区旅居史,或有接触不明死因的动物尸体、皮毛等经历,且疼痛剧烈、处于强迫体位,一定首先要排除腺鼠疫,采取严格的隔离措施。

第二章

颈部软组织感染

一、概述

颈部有丰富的淋巴组织,还有诸多筋膜构成的诸多间隙,包裹颈部重要的结构,存有颈部淋巴系统,包括淋巴结及淋巴管,其收集头颈部淋巴液,因此当头颈部或颌面部出现感染时,尤其是上呼吸道感染、口腔及牙源性感染都可能出现相应引流的淋巴结炎,面颈部化脓性淋巴结炎临床上常见,部分发展成颈部蜂窝织炎或脓肿,周边组织形成炎性硬块,炎性硬块中央血供差,药物渗入慢,因而脓肿切除后,需要一段时间抗炎、换药处理,切口才能愈合,炎性硬块才能消退。浅表的感染通过查体容易判断局部病情,手术风险(如损伤重要的神经、血管等)相对较小。

二、临床特点

大部分的颈部感染多表现为局部症状,如肿胀和发热,表面皮肤充血,皮温高,质软,波动性等特点,颈深部的感染表现为张口受限、吞咽困难、颌下肿胀、白细胞增多等,可伴有上呼吸道梗阻的症状如呼吸费力,当患儿出现斜颈或颈部僵硬时,需要高度警惕颈深部的感染。发热是感染存在的常见表现之一,高热不退或体温波动明显提示病情重或疗效不明显。脓肿早期特征为质韧或质硬、无波动感,脓肿成熟后主要表现为充血、皮温高、质软且有波动感。颈部感染的严重并发症主要有气道梗阻、纵隔炎、颈静脉血栓、脑神经受累、颈部骨髓炎、脑膜炎及死亡。

(一)颈部蜂窝织炎

颈部蜂窝织炎是指颈部疏松结缔组织的急性弥漫性化脓性炎症,其特点是病变与周围组织无明显界限,不易局限。浅表蜂窝织炎局部红肿热痛明显,病变中央常因缺血发生坏死;颈深部蜂窝织炎局部红肿多不明显,但全身症状明显,有高热、寒战、头痛、乏力等。多为溶血性链球菌、金黄色葡萄球菌及大肠埃希菌或其他链球菌感染引起,常继发于颈部皮肤损伤后的化脓性感染,继之出现局部红、肿、痛及邻近淋巴结肿痛[3]。颈部蜂窝织炎未液化前及颈部淋巴结炎的常规治疗为药物治疗,药物治疗以抗球菌的抗生素为主,借助超声评估,经验性用药,或进行脓液细菌培养及药敏试验,依据结果选择敏感抗生素。考虑为特殊感染或肿物时,可行活检术。颈部急性蜂窝织炎起源于头、面或口腔,病情进展迅速,引起呼吸困难,同时全身反应重,应紧急行颈部切开减压、清除坏死组织、充分引流脓液,术后冲洗引流伤口。治疗首选青霉素类抗生素,合并厌氧菌感染时加用替硝唑或甲硝唑。

（二）咽峡炎

急性咽峡炎的临床表现为早期下颌下区红、肿、痛,患者伸舌受限且流涎;继而炎症很快扩散到舌根、咽喉和颈上部软组织,出现舌根水肿、压迫会厌或出现呼吸困难。治疗需要及早选用广谱大剂量抗生素控制感染,同时做广泛切开引流,以减轻组织张力、缓解水肿、引流脓液、排出毒素,必要时同期气管切开。

（三）丹毒

丹毒是一种主要由 A 群乙型溶血性链球菌引起,以皮肤局部红、肿、热、痛、硬结、非凹陷性水肿为主要表现,累及真皮层淋巴管及周围软组织的急性炎症。多见于下肢,颈部罕见[4]。

三、治疗

在排除绝对手术禁忌证后应尽快行颈部切开清创引流。手术的目的是清除所有坏死组织,减轻颈部张力,防止感染进一步扩散。皮肤切口大小应首先确保能彻底清除坏死组织、充分引流,直至可见新鲜渗血创面,尽可能开放潜在感染间隙,术区冲洗先使用过氧化氢清理腐败坏死组织,再使用碘伏形成抑菌层,最后生理盐水反复冲洗腔隙直至冲洗液清亮,彻底止血。合并下行性感染时引流切口造口应在低垂部位,填塞引流条充分引流,术后每日伤口换药、清理渗出物及坏死组织,促进肉芽组织从术腔周围生长,使术腔逐步愈合或二期缝合。值得注意的是,神经和血管很少受到影响,尽可能保留,血管仅为暴露目的结扎。

低能量的 He-Ne 激光在感染类疾病中应用广泛,可治疗口腔溃疡、冠周炎、颞下颌关节紊乱（TMJD）等疾病。治疗颌面部急性蜂窝织炎效果良好,其具有很好的生物刺激效应,能充分扩张组织血管,加速局部血流循环,增强巨噬细胞吞噬能力,加速局部炎性渗出物的吸收,有利于抗炎,同时刺激机体免疫作用,还可使成纤维细胞数目增加,加快细胞新生和繁殖过程,对代谢和组织修复有良好作用。由于有扩张血管、加速局部血流循环的作用,更有利于抗生素进入炎性肿块内杀灭细菌,合用抗生素治疗起到协同治疗作用。临床观察到常规治疗结合 He-Ne 激光治疗淋巴结脓肿能缩短切口愈合及炎性肿块消退时间[5]。

1. He-Ne 激光照射　波长 632nm,输出功率 10~40mW,照射时间 20min/ 次,2 次 /d,两次治疗间隔 4 小时以上, 20 次 / 疗程。

2. 半导体激光照射　波长 630~810nm,输出功率 100~500mW,照射时间 10~20min/ 次, 1 次 /d,两次治疗间隔 4 小时以上, 20 次 / 疗程。

第三章

颈部结核性窦道

一、概述

我国是结核病高负担国家之一,发病率居世界第二位。近年来,随着结核分枝杆菌变异、耐药菌种产生、人们生活环境及多种传染病流行等情况的加剧,肺外结核病发病率显著上升,且危害性越来越大,从发病部位看,颈部发病最为常见。颈淋巴结结核(tuberculosis of cervical lymph node)多见于儿童和青少年,30岁以上者比较少见。结核分枝杆菌大多由扁桃体、龋齿侵入,近5%继发于肺和支气管病变,并在人体抵抗力低下时发病。局部主要表现为淋巴结肿大、淋巴结周围炎、脓肿及径久不愈的窦道或溃疡。临床上多数患者在侵入部位无结核病变。

二、临床表现

颈部一侧或两侧有多个大小不等的肿大淋巴结,一般位于颌下及胸锁乳突肌的前后缘。颈淋巴结结核初期肿大的淋巴结较硬,无痛,可推动。随病程发展,出现淋巴结周围炎,淋巴结与皮肤周围组织发生粘连;淋巴结之间可相互粘连,融合,形成不易推动的结节性肿块。晚期,淋巴结发生干酪样坏死、液化,形成寒性脓肿;脓肿破溃后形成经久不愈的窦道或慢性溃疡。已破溃的淋巴结易继发感染,致急性炎症。临床上同一患者常出现上述不同阶段病变的淋巴结症状。多数患者无明显的全身症状;少数患者可有低热、盗汗、食欲缺乏、消瘦等全身中毒症状。

三、诊断

颈部结核性窦道根据结核病接触史及局部体征,特别是已形成寒性脓肿,或已破溃形成经久不愈的窦道或溃疡时,多可作出明确诊断[6]。

四、治疗

（一）全身治疗

适当注意营养、休息、同时给予抗结核药物。口服异烟肼 6~12 个月；伴全身中毒症状或身体他处有结核病变者，加服乙胺丁醇、利福平。继发感染者应用广谱抗生素治疗。由于结核分枝杆菌存在于淋巴结内，淋巴结外有完整的纤维包膜，单纯抗结核治疗，药物很难渗透到病变淋巴结组织中，且病变淋巴结内的坏死物质不能有效排除，易导致病情复发。

（二）局部治疗

在外部治疗方法中，手术因其有效快捷的特点为越来越多的人所认可，手术治疗淋巴结结核成为治疗的关键一环。少数局限的、较大的、没有液化的、能推动的淋巴结，病理改变以结核性肉芽增殖和干酪样坏死为主，可考虑手术切除，通常行区域性功能性淋巴结清扫术，术中力求从肿大的淋巴结包膜外将其完整剥离切除，避免病灶破溃污染视野。此型手术效果佳，术后切口愈合时间短，切口愈合美观。术时注意保护副神经。寒性脓肿尚未穿破者，可行穿刺抽吸治疗，应从脓肿周围的正常皮肤处进针，尽量抽尽脓液，然后向脓腔内注入 5% 异烟肼溶液，并留适量于脓腔内，每周 2 次。肿大的淋巴结中心软化，采用结核性脓肿切开引流术或结核性病灶广泛清除术，彻底清除脓液、干酪样坏死物质、肉芽组织及受累的软组织，同时清除液化不全受累的淋巴结，术区彻底止血，反复 0.9% 氯化钠溶液冲洗，置多孔负压引流管，逐层缝合，切口加压包扎，效果较为满意，行病灶广泛清除术患者 I 期愈合率 95.12%。对溃疡或窦道，其内壁有病变物质堆积，藏匿在窦道的盲端，反复感染，不断侵袭窦道腔周围的淋巴结。如继发感染不明显，可行刮除术，伤口不加缝合，开放引流，局部用链霉素或异烟肼溶液换药，效果不佳可行结核性窦道扩大切除术，所有病变物质必须清除干净，防止病变残存，这是防止术后复发的最关键因素。寒性脓肿继发化脓性感染者，需要先行切开引流，待感染控制后，必要时再行刮除术。病变广泛、界限不清、没有液化的淋巴结结核可以考虑放射治疗，以促进其钙化或液化。后期脓肿破溃，深窦道形成，常规放置多孔负压引流管，逐层缝合，尽量缩小残腔，必要时可行带蒂肌瓣填充术。I 期愈合率达 91.58%，效果较为满意。根据病情需要，部分患者脓液稀薄淋漓，局部形成窦道或潜行性空腔，长久不愈合或愈后复发，是临床上较为棘手的问题。

弱激光照射治疗及特色换药在结核性窦道的愈合方面效果较好。"腐肉不去，新肉不生"，去腐务必彻底。在换药过程中，可借助刮匙刮扒，将脓腔、窦道内的坏死物刮除干净，既可加快坏死物质脱落，又利于病变组织与药物接触。若脓液清稀,肉芽苍白,以去腐拔脓为主;脓液稠厚色黄,肉芽鲜红者,以生肌活血为主,不过度擦拭刺激。换药时,将药剂浸于纱条等引流物后纳入溃口,药棉填塞需松紧适宜,过松不利腐肉去,过紧不利新肉生。换药一段时间后,若脓液黏稠如丝、组织新鲜,为痊愈之征。收口宜缓不宜急,不可草草收口,以免"闭门留寇",造成假性愈合,有复发的风险。若伤口迟迟不愈,或创周饱满有压痛,需警惕新生病灶的形成。坚持抗结核药物治疗,整体疗程 12~18 个月[7]。

1. **He-Ne 激光照射** 波长 632nm,输出功率 10~40mW,照射时间 20min/ 次,2 次 /d,两次治疗间隔 4 小时以上,20 次 / 疗程。

2. **半导体激光照射** 波长 630~810nm,输出功率 100~500mW,照射时间 10~20min/ 次,1 次 /d,两次治疗间隔 4 小时以上,20 次 / 疗程。

参 考 文 献

[1] 黄晓琳,燕铁斌. 康复医学. 5 版. 北京:人民卫生出版社,2013:111.

[2] ISLER U A, GULER B. Effects of laser photobiomodulation and ozone therapy on palatal epithelial wound healing and patient morbidity. Photomedicine and Laser Surgery, 2018, 36 (11): 571-580.

[3] 王家晨,李春香,王建明. 颈部坏死性筋膜炎的早期诊疗进展. 中国眼耳鼻喉科杂志,2021, 21(1): 70.

[4] 张学军. 皮肤性病学高级教程. 北京:人民军医出版社,2014:89-90.

[5] 蒋文. 面颈部淋巴结脓肿术后氦氖激光治疗的临床观察. 实用医学杂志,2003, 19 (4): 419.

[6] 张学军. 皮肤性病学高级教程. 北京:人民军医出版社,2014:92-95.

[7] 高璐珉,黄子慧,高敏行,等. 浅表淋巴结结核患者 401 例临床资料分析与治疗方法探析. 中华中医药杂志,2020, 35(10): 5218.

第五篇　弱激光在胸部疾病中的应用

第一章

小 儿 肺 炎

一、概述

小儿肺炎是儿科的一种主要常见病,是指由不同病原体或其他因素(吸入羊水、过敏等)所致的肺部炎症,以发热、咳嗽、气促、呼吸困难及肺部固定的湿性啰音为其临床表现,肺炎死亡率是儿童死亡的第一位原因。

二、临床表现

造成小儿支气管肺炎的常见病原体有细菌、病毒、支原体、衣原体、真菌等。小儿肺炎常见秋冬季节发病,主要临床表现为发热、咳嗽、喘鸣、呼吸困难等症状,因小儿支气管肺炎病原体的多样性及小儿发育不成熟,若不积极治疗容易诱发各种并发症,如胸腔积液、脓气胸、支气管胸膜瘘、坏死性肺炎、心包炎、骨髓炎、关节炎等,甚至会造成心力衰竭、多器官功能障碍等严重并发症。

三、常规治疗

采用综合治疗,原则为控制炎症、改善通气功能、对症治疗、防止和治疗并发症。

1. **一般治疗及护理**　室内空气要流通,给予营养丰富的饮食,保持水电解质平衡,经常变换体位、勤拍背。

2. **抗感染治疗** 明确病原体或致病因素后,选用敏感药物抗感染治疗。

3. **对症治疗** 有缺氧表现时,如烦躁、口周发绀时需要吸氧。及时清除分泌物,保持呼吸道通畅,可雾化吸入解除支气管痉挛和水肿。

4. **积极预防和治疗并发症**

四、激光治疗

半导体激光照射治疗:波长 810nm(650nm 引导光),功率 500mW,距胸壁 5cm,每次照射 10 分钟,照射 1~2 次/d,非接触式垂直照射背部对应的炎症部位(单侧或双侧背部),连续 10 次为一个疗程。

半导体激光器工作原理是受激发射,采用镓铝砷半导体激光二极管,其利用电子在能带间跃迁发光,用半导体晶体的解理面形成两个平行反射镜面作为反射镜、组成谐振腔,使光振荡、反馈,输出激光。半导体激光器具有效率高、体积小、重量轻和使用寿命长等优点,其中 810nm 的半导体激光属于低能量激光,低能量激光是指不会使生物组织产生不可逆损伤、不会引起局部温度明显升高的激光,又称低水平激光、低强度激光、弱激光和冷激光[1-2]。在医疗工作中,810nm 的低能量半导体激光照射治疗具有镇痛、消炎、修复及脱敏等作用[3-5],可促进皮肤黏膜创面、感染、溃疡等病变的快速愈合及修复,因疗效可靠、能量累积性、舒适无痛、无侵入性、不接触皮肤而在创面修复[6]、炎症控制[7]、疼痛控制等[8-9]得到了广泛的应用和重视。其次 810nm 低能量半导体激光穿透力更强,照射时可深入皮下 50~70mm,能有效作用于深部病变组织发挥更为显著的生物学效应,在创面治疗中优于其他弱激光。更为重要的是 810nm 低能量半导体激光照射治疗安全性高,可用于小儿、妊娠期、哺乳期、老年体弱等特殊群体。

小儿的肺、支气管、喉等呼吸道解剖及肝肾功能代谢与成年人不同,造成常规药物治疗效果不佳,而广谱抗生素的应用,导致耐药菌增多、菌群失调等,甚至在治疗过程中患儿症状明显好转,但肺部啰音持续时间较长,胸部 X 线片显示病灶部分吸收或不吸收。半导体激光治疗小儿肺炎的机制[10-13]:半导体激光对皮肤透射率大,将高质量、高能量激光输入人体深部组织,温和刺激深部组织和神经末梢,可增强酶的活性和改善微循环来促进新陈代谢;能改善血管壁的通透性,改善肺部血循环;减低炎症渗出和气道分泌物,使充血和水肿减轻,以促进肺部啰音吸收;降低气道阻力和反应性,改善症状及肺部体征;并可提高机体细胞免疫和体液免疫功能,激活或诱导 T、B 淋巴细胞和巨噬细胞产生细胞因子,增强吞噬细胞的活力;同时激光刺激可调节患儿机体免疫,使用激光照射以后 IgG、IgA 和 IgM 水平均提高,可促进体内免疫分子形成,增加抵抗力。故半导体激光辅助治疗小儿肺炎[10-12],有消炎和抗感染等作用,可能缓解肺炎的多种症状,缩短病程,减少抗生素的使用,且不受年龄、病原体等限制,具有操作简单、便捷、起效快、对病灶部位无创伤、患儿无痛苦且易于接受等诸多优点,尚未发现有局部烫伤、烦躁不安不良事件发生及其他任何不良反应,安全有效。

第二章

心脏起搏器植入术后

一、概述

心脏起搏器植入是治疗心脏起搏障碍和心脏传导障碍最为有效的治疗方法。随着社会老龄化的不断加剧,越来越多的患者接受心脏起搏器植入治疗。同时,既往起搏器植入行更换术的患者也不断增加。但心脏起搏器植入术后常并发囊袋血肿、囊袋感染、切口感染、切口愈合不良等,成为影响患者住院时间、住院费用和手术疗效的一个重要因素。

二、激光治疗方案

He-Ne 激光照射治疗:波长为 632.8nm,功率为 40~160mW,距创面 5~10cm,照射时间为 15 分钟,1~2 次 /d,非接触式垂直照射起搏器植入手术区域,10~15 次为一个疗程。

1. He-Ne 激光属于低功率激光,具有明显的生物学刺激作用和调节作用,可通过增加切口表面供氧,刺激成纤维细胞生长因子释放,促进血管内皮和肉芽组织生长,并影响细胞膜的通透性,影响组织中一些酶的活性,加强组织细胞中核糖核酸的合成和活性,加快切口愈合过程[14]。

2. He-Ne 激光照射可减缓肥大细胞释放 5- 羟色胺等致痛因子,能够提高患者痛觉阈值,有效改善患者的生活质量。

3. He-Ne 激光对组织的穿透性强,但对组织结构不会产生任何损伤,安全性高。

4. 心脏起搏器植入术后切口感染是导致切口愈合延迟和愈合不良的重要原因,加强局部换药及激光照射可使切口感染的发生率显著降低。

He-Ne 激光照射治疗能够缩短心脏起搏器植入术后切口愈合时间[15],减轻切口疼痛,提高患者的舒适度,安全性高。心脏起搏器植入术的术后切口见图 5-1。

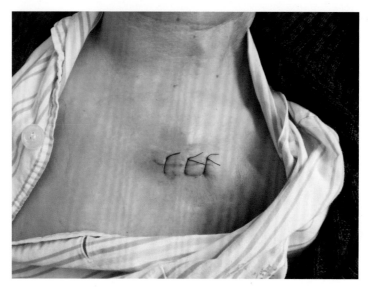

图 5-1　心脏起搏器植入术后切口

第三章

肋 软 骨 炎

一、概述

肋软骨炎又称非化脓性肋软骨炎、Tietze 病，以胸肋部胀满同时伴有疼痛为临床诊断特征，是临床较常见且易复发的疾病。

二、病因

肋软骨炎是肋软骨非特异性炎性病变，病因不明，目前多认为与病毒感染、胸部损伤、过度疲劳或肋软骨钙化等有关。

三、临床表现

肋软骨炎临床症状主要为不明原因的单侧或双侧胸壁局限性肿胀、疼痛，多表现为钝痛、隐痛、胀痛，偶伴刺痛，痛点固定不变，疲劳后、咳嗽、深呼吸、患侧上肢用力外展时疼痛加剧，疼痛可放射到整侧胸部，休息或侧卧时疼痛可有缓解。病变多发于第 2 肋骨及第 3 肋骨。左右侧发病率相似，70%~80% 为单侧且单发病变，好发于中青年女性。查体见受累的胸肋关节面肋软骨肿大突起、质硬，表面光滑伴明显压痛，若病情迁延反复发作后期可出现肋软骨处串珠样改变，体表皮肤正常，无红热表现。X 线及组织学检查多无异常。该病病程长短不一，常迁延数个月甚至数年，治愈后容易复发。

四、诊断

肋软骨炎是前胸部疼痛最常见的原因，由于疼痛部位在前胸部并可能放射到肩及上肢，故此疾病很容易和心绞痛相混淆，需要完善胸部 X 线摄片、超声、心电图检查、组织活检等检查，与冠心病、胸膜炎、化脓性肋骨骨髓炎、肋软骨肿瘤、胸部结核等鉴别。

五、治疗

（一）一般治疗

肋软骨炎作为一种无菌性炎症，病因不明确，临床目前无特效治疗方法。多以口服消炎镇痛药物、抗生素、激素、局部封闭[16]等方法治疗，虽可以暂时减轻痛苦和肿胀，但远期疗效并不理想，并且易反复发作。

（二）激光治疗

1. **半导体激光照射治疗**　波长 810nm（650nm 引导光），光斑 17cm×15cm，功率 500mW，距创面 5~10cm，每次照射 10 分钟，1~2 次 /d，非接触式垂直照射患处压痛部位，10~15 次为一个疗程。

2. **He-Ne 激光照射治疗**　波长为 632.8nm，功率为 40~160mW，距创面 5~10cm，照射时间为 15 分钟，1~2 次 /d，非接触式垂直照射患处压痛部位，10~15 次为一个疗程。

弱激光照射可起到光电能的刺激作用、电磁波作用、光化学作用，使肌肉松弛、血管扩张，促进局部的血液及淋巴循环，减轻或消除肿胀，促进机体活性物质的产生，提高机体免疫力，抑制神经兴奋，还能提高机体的痛阈和耐痛阈，从而达到快速消炎止痛、修复损伤组织、提高免疫功能的目的，且无痛苦、无副作用、安全可靠、疗效满意[17-19]。

第四章

急性乳腺炎

一、概述

急性乳腺炎是乳房的急性化脓性感染,主要是由于乳汁淤积和乳头破损或皲裂后细菌入侵所致,多发生于产后 3~4 周哺乳期的妇女,妊娠期妇女也可发生,多为金黄色葡萄球菌感染所致,少数为链球菌感染。据报道,有 3%~33% 的哺乳期母亲会经历乳腺炎的发作,出现乳房红肿,烧灼感,且复发率高达 6.5%~8.5%,对患者生活质量及喂哺造成一定的影响。

二、病因

急性乳腺炎的发病,有乳汁淤积和细菌入侵两个重要原因[20]。患者多为初产妇,缺乏哺乳经验。乳汁是天然的培养基,乳汁淤积有利于入侵细菌的生长繁殖,加之乳头破裂或破裂后细菌侵入淋巴管蔓延至腺叶间和腺小叶的脂肪纤维组织,停留在乳汁中,扩散至腺实质,产生急性炎。

三、临床表现

患者最初感乳房肿胀疼痛,患处出现具有压痛的硬块,皮肤表面红热,同时患者可有发热等全身反应,炎症继续发展,严重时可并发脓毒血症,患者可伴有战栗、高热、患侧腋下淋巴结肿大,并压痛,白细胞计数明显升高。

四、治疗

治疗急性乳腺炎的根本就是解决乳汁淤积的问题[21],治疗原则是清除感染、排空乳汁,提倡"以通为贵,以消为药",通即通畅乳腺导管,使乳汁流通顺畅,立即消除红肿热痛等症状,从而治愈急性乳腺炎。早期典型的红肿热痛时多应用抗生素进行治疗,患乳停止哺乳,以吸乳器吸净乳汁或手法通乳,促使乳汁通畅排出,局部热敷可利于早期炎症消退。如治疗效果不理想,约 3% 的病例会进展至脓肿形成,需要及时脓肿切开引流、定期换药,手术创伤大,切口疼痛,愈合时间长,容易影响乳腺美观,且因乳腺脓肿多为多发性,治疗难度大,须用药物使乳汁停止分泌而终止哺乳,给患者带来巨大痛苦,严重影响患者的生活质量。

五、激光治疗

1. **半导体激光照射治疗**　波长 810nm(650nm 引导光),光斑 17cm×15cm,功率 500mW,距创面 5~10cm,照射 10 分钟,1~2 次/d,非接触式垂直照射乳房包块区域,10~15 次为一个疗程。

2. **He-Ne 激光照射治疗**　波长 632.8nm,功率为 40~160mW,距创面 5~10cm,照射时间为 15 分钟,1~2 次/d,非接触式垂直照射乳房包块区域,10~15 次为一个疗程。

急性乳腺炎若不及时进行有效的治疗,数日后可形成脓肿,脓肿可以是单房性,也可以是多房性,可向外破溃,深部脓肿还可以穿至乳房与胸肌的疏松组织中,形成乳房后脓肿,感染严重者,可致乳房组织的大块坏死,甚至并发脓毒血症,因此早期对患者进行有效的治疗是十分重要的[22]。

3. **弱激光治疗仪治疗原理**[23-26]

(1)快速消炎:促进血液循环,减轻组织水肿,抑菌作用。

(2)组织修复:促进新生血管生长,促进肉芽组织增生,刺激蛋白合成。

(3)生物调节:增强免疫功能,调节内分泌,血液细胞双向调节。早期对患者使用弱激光治疗仪照射患部可以迅速促进乳腺组织血液循环,减轻组织水肿,起到抑菌作用,加快了炎症消退,患者无痛苦、无创伤,最大程度避免手术切开排脓,极大减轻了产妇的痛苦,且对喂哺婴儿无影响。

第五章

浆细胞乳腺炎

一、概述

浆细胞乳腺炎为乳腺炎症的特殊类型,其发病原因尚未明确,浆细胞浸润、乳腺导管扩张为本病基础,可引起乳房肿块、胀痛、乳头溢出等症状。本病发病突然、进展快,易反复发作而形成窦道,使病情迁延不愈,增加治疗难度,对患者身心健康及生活质量造成严重影响。

二、病因

浆细胞乳腺炎的发病原因尚不明确,可能与乳头畸形、乳头发育不良和乳房外伤等原因有关。浆细胞乳腺炎的致病原因并非细菌,而是导管内的脂肪性物质堆积、外溢,引起导管周围的化学性刺激和免疫性反应,导致大量浆细胞浸润,进而形成浆细胞乳腺炎。其早期病理变化主要为导管扩张或者导管上皮细胞增生等,后期主要表现为导管壁厚度增加、纤维化和浆细胞浸润等。

三、临床表现

本病多发于中年女性,常见于绝经前后,病程较长,可反复发作。早期可有一侧或者双侧乳头浆液性排液,有时在乳头或者乳晕下形成边界不清的结节。病变发展时局部可出现红、肿、痛等症状,并在乳晕周围或乳腺实质出现肿块,亦可出现皮肤粘连、乳头回缩、局部水肿及腋窝淋巴结肿大等征象,易误诊为乳腺癌。有时肿块逐步软化形成脓肿,穿破后形成久不愈合的瘘管。

四、诊断

浆细胞乳腺炎早期病理表现为导管上皮不规则增生,导管扩张,管腔内有大量含脂质的分泌物积聚,导管周围组织纤维化,并伴有淋巴细胞浸润。后期的主要改变,是扩张导管内淤积的脂类物质分解后的产物渗出管外,造成导管周围出现小灶性脂肪坏死,受累及的乳腺小叶结构被破坏。坏死组织周围可有大量组织细胞、中性粒细胞、淋巴细胞及浆细胞浸润,尤以浆细胞显著,故称为"浆细胞乳腺炎"。根据常伴有乳头内陷的病史,反复发作,相应临床表现和辅助检查[27-28]等基本可以明确诊断。对于有肿块形成,表现类似乳腺癌者,多数患者需要穿刺或手术活检进行鉴别。

五、治疗

(一)手术治疗

目前本病主要的治疗方法为手术切除[29],具体治疗要根据不同的临床表现而定,但治疗的要点是手术切除有病的乳腺导管,以求达到根治的目的,同时要争取保持外形的美观。在乳头排液时可以做手术切除扩张的导管。局部炎症明显时应用抗生素治疗,避免切开引流。脓肿形成后常自行穿破,形成瘘管,可经久不愈。此时应做手术治疗,切除瘘管及周围组织。有些病程过长的多数慢性瘘管或者乳房严重畸形者,可以考虑手术治疗。

(二)激光治疗方案

弱激光的最大特点是其直接照射生物组织不会造成不可逆损伤,却能产生良性生物刺激、应答反应和光化学效应,从而调节机体多种功能,如神经冲动传导、血液循环功能、酶的活性、免疫、组织代谢等方面,促进病理状态恢复正常,从而可用于辅助治疗浆细胞乳腺炎。

1. 半导体激光照射治疗 波长 810nm(650nm 引导光),光斑 17cm×15cm,功率 500mW,距创面 5~10cm,照射 10 分钟,1~2 次 /d,10~15 次为一个疗程。

2. He-Ne 激光照射治疗 波长为 632.8nm,功率为 40~160mW,距创面 5~10cm,照射时间为 15 分钟,1~2 次 /d,10~15 次为一个疗程。

参 考 文 献

[1] RAUN A, KETTNER M, BERTHOLD M. Efficiency of soft tissue incision with a novel 445nm semiconductor laser. Lasers in Medical Science, 2018, 33(1): 27-33.

[2] SINDEL A, DERECI O, HATIPOGLU M, et al. Evaluation of temperature rise following the application of diode and ErCr: Ysgg lasers. European Oral Research, 2018, 52(3): 131-136.

[3] ISLER, U A, GULER B. Effects of laser photobiomodulation and ozone therapy on palatal epithelial wound healing and patient morbidity. Photomedicine and Laser Surgery, 2018, 36(11): 571-580.

[4] ANDREA A, SILVIA R, FRANCESCA B, et al. Photobiomodulation with 808nm diode laser light promotes wound healing of human endothelial cells through increased reactive oxygen

species production stimulating mitochondrial oxidative phosphorylation. Lasers in Medical Science, 2019, 34（3）: 495-504.

［5］张海丽,王景,滕林,等.半导体激光联合全蝎软膏对大鼠糖尿病性皮肤溃疡修复的研究.现代生物医学进展, 2020, 13（20）: 2452-2457.

［6］王彩霞,毕进子,田云云,等. 1.2μm 半导体激光在皮肤伤口愈合的实验研究.应用激光, 2020, 40（1）: 181-186.

［7］杨颖江,李萌萌,林志秋.半导体激光照射联合聚维酮碘湿敷治疗带状疱疹疗效观察.中国美容医学, 2020, 29（12）: 36-39.

［8］HAN Z, JING C H, LI Z. The effect of low-level laser therapy as an adjunct to periodontal surgery in the management of postoperative pain and wound healing: a systematic review and meta-analysis. Lasers in Medical Science, 2020, 36（1）: 175-187.

［9］郭超玉,焦小敏.半导体激光、胸腺肽 α_1 联合普瑞巴林治疗带状疱疹后遗神经痛的临床疗效.皮肤与性病, 2020, 42（4）: 553-554.

［10］常淑梅,张春燕,李佩珍,等.半导体激光辅助治疗小儿肺炎的临床疗效及预后.宁夏医学杂志, 2018, 40（12）: 1204-1205.

［11］徐志威,黄美莲,米沛明,等.半导体激光联合雾化吸入在小儿肺炎治疗的应用研究.泰山医学院学报, 2018, 39（6）: 681-683.

［12］米沛明,徐志威,廖翠乐,等.半导体激光治疗仪联合常规药物治疗对小儿肺炎的疗效.深圳中西医结合杂志, 2018, 28（21）: 14-16.

［13］SUZUKI M. A case of lung carcinoma with lung infection treated by Nd-YAG laser irradiation and radiation treatment. The Journal of the Japan Society for Respiratory Endoscopy, 1987, 9（2）: 136-141.

［14］FARAHNAZ F, MINA M, BEHZAD H, et al. The effect of He-Ne and Ga-Al-As laser light on the healing of hard palate mucosa of mice. Lasers in Medical Science, 2013, 28（1）: 93-100.

［15］郑朝霞,齐亚娟. He-Ne 激光照射联合抗生素预防对心脏起搏器植入术后切口愈合的影响.应用激光, 2019, 39（1）: 187-190.

［16］EMANUELE P, HELEN B, STEFANIA T. Pecto intercosto fascial block can be useful to treat Tietze syndrome. Journal of Clinical Anesthesia, 2020, 64: 109825.

［17］沈凌,刘垒,张楠.超短波与镓铝砷半导体激光治疗肋软骨炎疗效比较.中国激光医学杂志, 2005, 14（6）: 389.

［18］李惠琴.旋磁、氦 - 氖激光治疗肋软骨炎 62 例.陕西中医, 2001, 22（12）: 756.

［19］马虹,王冰水,刘玉凤.旋磁加氦 - 氖激光治疗肋软骨炎疗效观察.中华物理医学与康复杂志, 2000, 22（1）: 59.

［20］GANG L, JINHUA Y, BO H, et al. Adherent/invasive capacities of bovine-associated aerococcus viridans contribute to pathogenesis of acute mastitis in a murine model.

Veterinary Microbiology, 2019, 230: 202-211.

［21］康文,马晓梅,任晓华,等.急性早期哺乳期乳腺炎中西医治疗方案的临床对比研究.中华全科医学, 2021, 19(3): 479-482.

［22］陈泽玲,叶莉,邓小凤,等.导体激光治疗仪治疗哺乳期急性单纯性乳腺炎的临床效果观察.赣南医学院学报, 2015, 35(4): 584-585.

［23］宇云,黄梅,吴代陆.早期急性哺乳期乳腺炎中医综合治疗方案的临床研究.广州中医药大学学报, 2019, 36(7): 979-982.

［24］田甜,李宁.半导体激光并针刺疗法治疗急性乳腺炎的效果.齐鲁医学杂志, 2017, 32(3): 319-320.

［25］郭维,王育庆,钟立军,等.半导体激光、磁疗综合治疗急性乳腺炎的疗效观察.激光杂志, 2010, 31(2): 58.

［26］刘风云.半导体激光治疗急性乳腺炎 50 例分析.激光杂志, 2002, 23(2): 44.

［27］JUN H, XIAO L H. Combining ultrasonography and mammography to improve diagnostic accuracy of plasma cell mastitis. Journal of X-ray Science and Technology, 2020, 28(3): 555-561.

［28］RONG C, BAO Q H, YU L Z, et al. Differential diagnosis of plasma cell mastitis and invasive ductal carcinoma using multiparametric MRI. Gland Surgery, 2020, 9(2): 278-290.

［29］JIN D Z, JIAN Z X, JIAO Z, et al. Chinese herbal compound combined with western medicine therapy in the treatment of plasma cell mastitis: a protocol for systematic review and meta-analysis. Medicine, 2020, 99(44): e22858.

第六篇 弱激光在腹部疾病中的应用

第一章

脐 炎

一、概述

新生儿脐炎是因新生儿出生时断脐消毒不严或生后脐部护理不当,脐部残端污染细菌引起的脐部感染。传统的治疗方法多以脐部换药为主,加以抗生素治疗。

二、病因和发病机制

常见病因有结扎脐带延迟、脱落脐带残端存留、脐部息肉、脐窝积水致脐窝长时间受潮湿刺激而导致炎症。病原菌以金黄色葡萄球菌和大肠埃希菌多见,溶血性链球菌次之[1-2]。

三、临床表现

正常新生儿脐带残端3~7日自然脱落,脐带残端在自然坏死、脱落过程中,由于时间较长,脐带残端易受细菌感染,常伴有分泌物的产生,刺激周围皮肤,有时引起炎症,造成皮肤破损,并延长坏死脱落时间,易发生脐炎。可出现脐窝红肿发硬、红疹、糜烂,可伴有瘙痒、分泌物和抓痕,常有臭味,严重者甚至引起腹膜炎、败血症等并发症。

四、诊断

结合临床表现、查体可明确诊断,可完善超声检查排除脐窦、脐尿管瘘、脐部肿瘤等疾患。

五、治疗

(一)一般治疗

脐带残端存留的患儿首先要断脐,要修剪脐带残端,脐部小息肉视情况给予结扎摘除,去除感染源,局部清洗、消毒、换药、引流是治疗脐炎必须做到的。除局部消毒处理外,可根据涂片结果选用适当给予抗生素治疗,结合临床疗效及药敏试验结果再决定如何用药。

(二)激光治疗

激光是 20 世纪 60 年代发现的一种新技术,具有多种生物学效应,如热效应、机械效应、光化效应、电磁效应。由于激光的多种生物效应,可发挥消炎、镇痛、收敛、止痒、加速代谢、提高机体免疫功能和促进局部修复等作用,因而广泛应用于各种疾病的治疗。弱激光照射能改善局部循环,减轻充血和水肿,促进毛细血管新生,加速病理产物和代谢产物的吸收,提高机体的免疫能力、代谢水平,激活细胞生长,促进伤口愈合,并使疼痛缓解,促进创面干燥收敛,明显缩短治疗时间,减轻患儿痛苦[3-4]。

1. **半导体激光照射治疗**　波长 810nm(650nm 引导光),光斑 17cm × 15cm,功率 500mW,距创面 5cm,每次照射 10 分钟,1~2 次 /d,以脐窝为中心非接触式垂直照射,10~15 次为一个疗程。

2. **He-Ne 激光照射治疗**　波长为 632.8nm,功率为 40~160mW,距创面 5~10cm,照射时间为 15 分钟,1~2 次 /d,以脐窝为中心非接触式垂直照射,10~15 次为一个疗程。

弱激光照射前要清洗清创,去除坏死组织及异物,照射过程中如创面有渗液渗血要及时吸干,以免影响照射效果,照射完毕换药包扎。

第二章

手术切口脂肪液化

一、概述

脂肪液化是腹部手术术后切口久不愈合的主要原因,多见于体型肥胖患者。近年来,由于高频电刀的广泛应用,糖尿病、高龄患者的增加,手术后发生脂肪液化的病例有增多的趋势。发病机制尚不明确。脂肪液化若未及时处理,坏死的脂肪组织将产生大量油性渗液,增加了切口感染的机会,减慢了切口愈合速度,严重影响患者身心健康,加重社会及家庭的负担。

二、病因

腹部切口脂肪液化是术后较为常见的并发症,尤其是过度肥胖者发生的风险较高,其原因可能在于[5-8]:

1. 因腹部脂肪层较厚,在一定程度上增加了手术的难度,长时间暴露腹部切口,进而导致脂肪组织水分蒸发,形成液化。

2. 反复地操作器械与挤压腹部易分离脂肪层与筋膜,脂肪组织受挤压或挫伤导致无菌性炎症,从而发生脂肪液化。

3. 与周围组织相比,腹部血运较差,且易受到手术的破坏,导致供血不足,引起液化。

4. 普通外科手术时常用的普通电刀温度高、热辐射大,导致患者皮下脂肪组织损伤、细胞破裂变性、脂肪颗粒外溢,进而分解成油滴状,而且电刀热能可使脂肪组织毛细血管受热凝固,形成栓塞,加重血液循环障碍。

5. 另外,手术打结松紧、年龄等因素也是外科手术术后切口脂肪液化的影响因素。据文献报道,体重指数高、糖尿病、高脂血症、手术时间长、术中出血量大、术前贫血、使用高频电刀等是术后切口脂肪液化的独立危险因素。

三、临床表现

手术切口脂肪液化实质上是切口处脂肪细胞无菌性变性坏死过程中细

胞破裂后脂滴流出,在切口内形成的一定量液态脂肪。创面无红、肿、热及浸润块,切口皮下组织无坏死;患者有不同程度的切口疼痛,体温正常;渗出物为淡黄半透明状、油性、无脓液;白细胞及中性粒细胞计数均无明显异常。

当切口有红、肿、热、痛,或脓性分泌物,或从深部切口处引流出或穿刺抽出脓液,切口分泌物细菌培养阳性,则提示局部合并感染。

四、诊断

目前尚无统一标准,满足以下表现的患者应考虑术后切口脂肪液化:

1. 发生时间多为手术后 3~7 日。

2. 切口渗液为黄色,按压切口皮下有较多渗液。

3. 切口愈合不良,皮下组织游离,渗液中可见漂浮的脂肪粒,镜检见大量脂肪粒,细菌培养为阴性。

4. 切口无红、肿、热等炎症表现,无脓性分泌物。

5. 血常规未见明显白细胞计数增加,体温升高不超过 38.5℃。

五、治疗

(一)一般治疗

对于脂肪液化应当做到早发现、早干预、早治疗,避免造成继发感染等术后并发症。切口脂肪液化的治疗方法包括手术治疗和保守治疗。手术治疗即沿原手术切口切开,彻底清除液化的脂肪组织,放置引流管以充分引流,为切口的愈合提供良好的条件。保守治疗方法有很多,如局部拆线、纱布条引流、外用药物[9]、湿性疗法、蝶形胶布牵拉等方法。

(二)激光治疗

弱激光照射切口创面产生的光生物化学效应,具有扩张微血管、改善组织灌注,促进渗出物的吸收,消除肿胀,提高免疫功能,提高免疫能力的作用;同时可促进组织再生,增强上皮细胞的代谢过程,使 RNA、DNA 合成加快及糖原含量增加或纤维细胞增多、胶原纤维形成,促进肉芽增生,增强组织的修复和再生能力,加速切口的愈合。

1. **半导体激光照射治疗**　波长 810nm(650nm 引导光),光斑 17cm×15cm,功率 500mW,距创面 5cm,每次照射 10 分钟,1~2 次 /d,非接触式垂直照射创面,10~15 次为一个疗程。

2. **He-He 激光照射治疗**　波长为 632.8nm,功率为 40~160mW,距创面 5~10cm,照射时间为 15 分钟,1~2 次 /d,非接触式垂直照射创面,10~15 次为一个疗程。

弱激光照射前要清洗清创,去除坏死组织及异物,照射过程中如创面有渗液渗血要及时吸干,以免影响照射效果,照射完毕换药包扎。

第三章

粘连性、麻痹性肠梗阻

一、概述

肠内容物部分或完全受阻,不能正常运行或通过肠道者称为肠梗阻。肠梗阻是外科常见急腹症,不但造成肠管本身的解剖和功能障碍,并常引起全身生理紊乱,如处理不及时得当,可能危及生命。

二、病因和发病机制

粘连性肠梗阻是由肠粘连或腹腔内粘连导致肠内容物淤滞的肠梗阻,是较常见的肠梗阻类型,约占总数的40%。引起肠粘连的原因分为先天性和后天性两种。先天性较为少见,由发育异常或胎粪性腹膜炎引起。后天性多与腹部手术、外伤、放疗、异物、腹腔出血、感染等因素有关。肠粘连形成的索带可以压迫肠管造成梗阻。也可因腹腔粘连,牵扯肠管使其成一锐角,或以粘连为支点扭转形成梗阻。肠道功能紊乱、暴饮暴食、剧烈运动、体位变化等是常见诱因。其中腹部手术史为导致本病发生的最常见因素。据报道[10-11],接受大型腹部开放手术的患者中,79%~90%会发生术后肠粘连,其中2%~3%的患者会进一步发展为粘连性肠梗阻。盆腔及阑尾手术术后导致粘连性肠梗阻的风险则更大。

麻痹性肠梗阻,又称无动力性肠麻痹,是由于各种原因影响肠道自主神经系统平衡,或影响肠道局部神经传导,或影响肠道平滑肌收缩使肠管扩展蠕动消失,或由神经抑制或毒素刺激导致肠壁肌肉功能紊乱而致。

三、临床表现

肠梗阻由于病因、发病部位、病程及程度不同,可以有不同的临床表现。但肠内容物不能顺利通过肠道这一特点是一致的,故也有其共性,即肠梗阻的四大症状:痛、胀、吐、闭,腹痛、腹胀、呕吐及肛门停止排气排便。部分患者由于体液丢失可出现脱水症状,重者可出现血压下降、休克和多器官功能障碍等症状。腹部视诊可见腹胀、腹部隆起,有时可见肠型和蠕动波;听诊可有肠鸣音亢进、减弱、消失,有时可听到气过水声或金属音;叩诊时初期由于肠腔积气多为鼓音,当肠腔积聚大量液体则变为浊音,如腹腔大量渗出则可出现移动性浊音;触诊可有腹部触痛,可伴有腹膜刺激征。实验室检查有助于了解肠梗阻的全身情况,立位腹平片可见肠襻充气扩张,出现宽窄不一的气液平面。除腹平片外,X线钡剂灌肠检查有助于结、直肠肿瘤和肠套叠的诊断。

四、诊断

根据病史,患者有腹痛、腹胀、呕吐和肛门停止排气排便,结合查体和腹部 X 线检查,一般可以明确肠梗阻诊断。临床表现不典型时,需与急性坏死性胰腺炎、卵巢囊肿扭转、输卵管结石、阑尾穿孔等其他急腹症鉴别。在作出肠梗阻诊断时,必须明确梗阻的性质、梗阻肠段壁的血供、梗阻部位、梗阻程度、肠梗阻的病因。

五、治疗

(一)一般治疗

肠梗阻是外科常见病和多发病,具有起病急、病情变化快、威胁患者生命等特点。肠梗阻非手术治疗方案的常规基本原则包括胃肠减压、防治感染、维持水电解质酸碱平衡、营养支持治疗、中医药[12]及激光治疗[13-14]等。通常粘连性肠梗阻为单纯性和不完全性时可先行非手术治疗,如病情无缓解或者疑有缩窄性肠梗阻存在,则需要行手术治疗。

临床上对于手术导致粘连性肠梗阻的预防措施主要包括以下几个方面:

1. 优先采用微创手术,如腹腔镜手术,相比于大型开放手术,其对腹膜损伤较小,引起的炎症反应较轻。

2. 类固醇一类的抗炎药可干扰胶原蛋白的形成,配合肝素、组织纤溶酶原激活剂、透明质酸钠及尿激酶等药物联合应用可以有效地预防纤维蛋白形成。

3. 术中使用可吸收的隔离膜,可减少创面与腹腔器官的接触。

4. 适当使用促进肠道蠕动的药物亦可防止术后早期粘连的形成。

(二)激光治疗方案

粘连的形成过程主要包括两个环节,首先是各种炎症引起渗出,渗液中纤维蛋白原激活为纤维蛋白沉积在腹腔脏器表面而形成早期粘连,随后纤维蛋白粘连逐渐转化为真性纤维粘连。半导体激光治疗可扩张血管、促进淋巴循环、消炎、镇痛,具有改善肠道蠕动紊乱、改善肠壁血运、减少肠内毒素和细菌、避免体液失衡等作用,有助于加快患者肠内容物排出的速度,促使肠粘连松解,改善病情控制效果。故半导体激光可用于辅助治疗粘连性肠梗阻、麻痹性梗阻、肠梗阻术后早期康复。

半导体激光照射治疗:波长 810nm(650nm 引导光),光斑 17cm×15cm,功率 500mW,距创面 5cm,按脐周—右下腹—右上腹—左上腹—左下腹的顺序依次照射 5 个部位,每个部位照射 10 分钟,1~2 次 /d,非接触式垂直照射,10~15 次为一个疗程。

第四章

慢性盆腔炎

一、概述

盆腔炎是指内生殖器（包括子宫、输卵管、宫旁结缔组织）的炎症反应，可局限于某部位，也可涉及整个内生殖器，临床分急性、慢性两种。慢性盆腔炎常为急性盆腔炎未能彻底治疗，或患者体质较差病程迁延所致，常迁延不愈、反复发作、不易治愈，当机体抵抗力较差时可有急性发作，严重影响患者的生活质量[15]。

二、病因和发病机制

慢性盆腔炎多由女性内生殖器官及其周围结缔组织、盆腔腹膜发生的炎性疾病未及时治疗或治疗不当导致病程迁延所致，为妇科常见病[16]。其病理变化主要是组织破坏、炎性渗出、广泛粘连、增生和瘢痕形成。如患者治疗不及时，易反复发作，远期可以导致出现慢性盆腔痛、输卵管妊娠、神经症、不孕等[17]。慢性盆腔炎病因为：

1. **妇科手术后感染** 行上环或取环手术、人工流产术、输卵管通液术、子宫镜检查等妇科手术操作时，由于原有生殖系统慢性炎症反应或消毒不严格引起术后感染，或术后患者不注意个人卫生，使细菌上行感染所致。

2. **月经期不注意卫生** 使用不合格卫生巾或有性生活，使细菌逆行感染，而引发盆腔炎。

3. **产后或流产后感染** 患者产后或流产后体质虚弱，宫颈口扩张，阴道宫颈中存在细菌上行感染盆腔。

4. **邻近器官的炎症反应蔓延** 最常见是腹膜炎，因为其与女性内生殖器官毗邻，炎症反应直接蔓延，引起盆腔炎。

5. **感染性传播疾病** 不洁性生活史、多个性伴侣、性交过频者可致性传播疾病的病原体入侵，引起盆腔炎症。

6. **宫内节育器** 长期放置宫内节育器后继发感染形成慢性炎症。

三、临床表现

（一）症状

全身炎症症状多不明显,有时仅有低热、易感疲倦。由于病程时间较长,部分患者可能出现神经衰弱症状,如失眠、周身不适、精神不振等。慢性炎症形成的瘢痕粘连和盆腔充血,常引起下腹部坠胀、疼痛及腰骶部酸痛,常在劳累、性交后及月经前后加剧。慢性炎症导致盆腔淤血,患者常有经量增多,卵巢功能损害时可致月经失调,输卵管粘连阻塞时可致不孕。

（二）体征

子宫常呈后倾后屈位,活动受限或粘连固定。病变部位有时可出现压痛。

四、诊断

有急性盆腔炎史和症状、体征显著者,诊断多无困难。如患者自觉症状较多,则务必与子宫内膜异位症、卵巢囊肿、卵巢癌等鉴别。B 型超声检查、腹腔镜检查有助于鉴别。

五、治疗

（一）一般治疗

慢性盆腔炎常因纤维结缔组织增生,局部增厚、粘连,导致血流缓慢,血液循环差,炎症不易吸收,因此,单纯使用抗生素或单一疗法难以渗入病灶达到足够的效价而发挥作用,致使病情顽固难愈、反复发作,且长期使用抗生素易产生耐药性、易致菌群失调,因此应采用全身与局部治疗的综合治疗方法,甚至部分患者需要手术治疗。

（二）激光治疗

半导体激光穿透力强,促进局部血液循环,改善组织新陈代谢,促进炎症反应吸收,同时使网状内皮系统吞噬增强,生物免疫功能提高,消炎作用明显,可松解粘连、软化瘢痕、促进组织的修复、消除致病因素。并且激光能降低神经末梢兴奋性,使肌肉松弛,解痉止痛效果突出,从而达到切断疼痛的恶性循环、消除炎症反应及纤维结缔组织粘连的目的。

半导体激光照射治疗:波长 810nm（650nm 引导光）,光斑 17cm×15cm,功率 500mW,距腹部皮肤 5cm,每次照射 10 分钟,照射 1~2 次/d,非接触式垂直照射左下腹和右下腹（即可完全囊括下腹部压痛或不适处）,连续 10~15 次为一个疗程。

第五章

带状疱疹、后遗神经痛

一、概述

带状疱疹由潜伏在体内的水痘-带状疱疹病毒（varicella-zoster virus，VZV）再激活所致，多发于春秋季节，中老年人多见。表现以单侧周围神经分布的带状红斑和簇集性小水疱为特征，常伴显著的神经痛。文献报道全球带状疱疹发病率不断上升，带状疱疹的年发病率为 0.3%~0.5%。

二、病因和发病机制

人是 VZV 的唯一宿主，首次感染 VZV 发生水痘或者呈隐性感染，同时病毒潜伏于脊髓后根或脑神经感觉神经节细胞内。当宿主免疫力降低时，潜伏病毒被激活，VZV 可再次活跃并沿神经轴索下行，到达该神经所支配区域的皮肤内复制，引发带状疱疹，并产生神经痛。

三、临床表现

典型的皮损是发生于红斑基础上绿豆到黄豆大小簇集成群的水疱，如串珠样，周围绕以红晕，排列如带状，聚集一处或数处，疱群之间的皮肤正常。疱液初始透明，后变浑浊，重者可有血疱或坏死。经 5~10 日，疱疹干燥结痂，痂皮脱落后，遗留暂时性淡红色斑或色素沉着，愈后一般不留瘢痕。皮损好发于一侧胸肋、腰部或头面部，一般不超过正中线。患者自觉皮损局部疼痛明显，老年体弱者常常疼痛剧烈，常扩大到皮损范围之外，有的皮损消退后可遗留长期的神经痛，甚至引起全眼炎，导致失明。病毒也可侵犯面神经及听神经，表现为外耳道或鼓膜疱疹。膝状神经节受累同时侵犯面神经的运动和感觉神经纤维时，可出现面瘫、耳痛及外耳道疱疹三联征。

带状疱疹后遗神经痛（PHN）：带状疱疹在发疹前、发疹时和皮疹痊愈后均可伴有神经痛，统称为带状疱疹相关性疼痛。皮疹消退后（通常 4 周后）神经痛持续存在者，称带状疱疹后遗神经痛，是急性带状疱疹最常见的也是最难治疗的并发症[18]。研究表明,年龄、情绪状态、前驱痛、皮损面积、急性期疼痛程度、基础疾病、初治时间为带状疱疹后遗神经痛的危险因素[19]。现代医学认为发生带状疱疹后遗神经痛的主要原因有三个:病毒侵犯脊髓后索;局部炎症反应;局部发生缺血性改变。

四、诊断

主要依据临床表现诊断,根据簇集性水疱,排列成带状,沿周围神经分布,单侧性,伴神经痛等特点,可以作出诊断。疱底刮取物涂片找到多核巨细胞和核内包涵体有助于诊断。本病前驱期或无疹型应与肋间神经痛、胸膜炎、阑尾炎、坐骨神经痛、尿路结石、偏头痛、胆囊炎等进行鉴别,发疹后需要与单纯疱疹、脓疱疮等鉴别。

五、治疗

(一)抗病毒药物

抗病毒药物是临床治疗带状疱疹的主要药物[20],建议早期、足量使用,国际上主张应在发疹后72小时内尽早使用,以迅速达到并维持有效浓度,获得最佳治疗效果,以减轻急性疼痛,促进皮疹快速愈合,降低并发症的发生率和严重程度。抗病毒常规治疗7日,但临床可见少数患者常规抗病毒7日后,皮损未见好转,对于抗病毒药物的疗程是否可以适当延长没有明确的指导意见。目前国内批准使用的系统抗病毒药物主要包括经典的阿昔洛韦、伐昔洛韦、泛昔洛韦、溴夫定和膦甲酸钠,均能通过限制病毒复制,减轻神经的损伤,从而缩短患者疼痛的持续时间和新损伤形成的时间,加速自发愈合。这些药物的作用机制稍有不同:阿昔洛韦在感染细胞内经病毒胸腺激酶磷酸化,生成阿昔洛韦三磷酸,生成产物可抑制病毒DNA聚合酶,中止病毒DNA链的延伸。伐昔洛韦是阿昔洛韦的前体药物,在胃肠道和肝脏内迅速转化为阿昔洛韦发挥抗病毒作用,生物利用度高。泛昔洛韦是喷昔洛韦的前体药物,作用机制与阿昔洛韦相同。溴夫定仅抑制感染细胞的病毒复制,具有高度选择性。膦甲酸钠通过非竞争方式阻断病毒DNA聚合酶的磷酸盐结合部位,阻碍病毒DNA链的延伸。

(二)镇静止痛

急性期疼痛应首选系统止痛药物[21]。在疼痛强度较轻的情况下,可采用非甾体抗炎药或非阿片类药物;中度疼痛时,可采用非阿片类药物联合弱阿片类镇痛药;剧烈疼痛时,可能需要非阿片类药物与强阿片类药物联合使用。三环类抗抑郁药(如阿米替林)或抗惊厥药(如加巴喷丁、普瑞巴林)也是镇痛的常用药物。研究显示,早期使用普瑞巴林可显著降低带状疱疹患者疼痛评分,并降低带状疱疹后遗神经痛发生率,其联合羟考酮还可改善患者日常活动与睡眠,提高生活质量;对于带状疱疹后遗神经痛和其他形式的神经性疼痛和慢性疼痛,它们可能是镇痛的有效一线药物。临床使用需要注意药物的副作用,如三环类抗抑郁药的抗胆碱能副作用、抗惊厥药物的神经毒性副作用等。也可进行局部神经阻滞麻醉以改善疼痛,提高生活质量。

(三)糖皮质激素

虽然有一些临床研究结果显示,糖皮质激素可以缓解急性期疼痛,但至今尚缺乏充足的高质量证据证明糖皮质激素治疗带状疱疹的确切疗效。糖皮质激素具有强烈的抗炎作用,可以有效改善炎症因子如白介素 -6(IL-6)和IL-10 的水平,减少神经损伤,促进水疱的消退,并改善神经疼痛。使用时,需要警惕糖皮质激素可能带来的大量不良反应。对于糖皮质激素治疗相对禁忌证,如糖尿病、骨质疏松或胃炎患者,则不应使用。

(四)营养神经类药物

维生素 B_1 口服或者维生素 B_{12} 肌内注射。

(五)激光治疗

1. **半导体激光照射治疗**　波长 810nm(650nm 引导光),光斑 17cm×15cm,功率 500mW,距创面 5cm,每次照射 10 分钟,1~2 次 /d,对准受损神经根位置、皮疹及疼痛部位垂直照射,连续 10~15 次为一个疗程,可间歇 3~5 日重复多个疗程。

2. **He-Ne 激光照射治疗**　波长为 632.8nm,功率为 40~160mW,光斑直径 5~15cm,面积大者可分多处照射,每处每次照射 15 分钟,1~2 次 /d,对准受损神经根位置、皮疹及疼痛部位垂直照射,连续 10~15 次为一个疗程,可间歇3~5 日重复多个疗程。

本病初期由于水痘 - 带状疱疹病毒直接复制导致神经节和相应感觉神经炎症浸润,这种神经炎性变化可持续数周到数月,最终造成部分病变神经组织的变性,提示如在疾病早期能及时控制病毒复制,使炎症迅速消退,组织损伤减轻,将减少带状疱疹后遗神经痛的发生。而弱激光照射可改善局部血液和淋巴系统循环,使病变部位的充血和水肿消退,炎症消失,同时还可消除神经节的充血、水肿、渗出、结痂,对恢复神经的正常功能起到一定的促进作用,并增强了机体免疫功能,提高白细胞吞噬能力。弱激光之所以可以提高人体的免疫能力,是由于其作用于人体可产生光化学作用、机械效应和电磁效应,从而加速新陈代谢,减弱大脑神经的兴奋度。弱激光还可以将三磷酸腺苷(ATP)转化成二磷酸腺苷(ADP),促进能量的分解,使人的身体得到放松。弱激光可以抑制前列腺素向前列腺素 E_2 的转化,减少炎症的产生。同时,弱激光能激活内啡肽,降低神经末梢的兴奋性,最终控制炎症,使得疼痛缓解。

其原因如下[22-24]：

（1）血管扩张：弱激光可穿透皮下组织，皮下深度10~15mm，达到扩张血管的作用，促进循环功能，加快皮损修复。

（2）生物调节：弱激光能够增强生物酶的活跃度，产生免疫调节因子，从而改善相关环境，避免进一步损害。

（3）抗炎：半导体激光可激活细胞免疫，提高抗感染能力。

（4）降低神经敏感性：弱激光对神经末梢会产生影响，加快吗啡样物质产生，降低炎症因子的释放，减少炎症刺激，从而起到镇痛效果。

国内的研究表明，带状疱疹急性期发生的皮疹越重，带状疱疹后遗神经痛的发生率越高[25]。严重的皮肤损害反映了严重的急性病毒感染，是持续性疼痛的警报，即带状疱疹后遗神经痛与疱疹病毒感染后出现疱疹的数量及皮损的大小相关。文献报道皮损为血疱的患者恢复最慢且易留下后遗神经痛，而脓疱次之；水疱恢复较快，后遗神经痛也较轻；丘疱疹恢复最快，几乎无后遗神经痛。故在临床工作中，对于皮损面积较大者，要及早、足疗程进行抗病毒治疗和相关辅助治疗减少后遗神经痛。弱激光治疗带状疱疹和带状疱疹后遗神经痛无损伤、无痛苦、安全、有效，尤其是中老年患者、皮疹泛发、免疫功能低下、伴发合并症（如糖尿病、高血压、冠心病、肺结核等）的患者，尽早开始治疗，且疗效与病程密切相关。

第六章

弱激光转胎位

一、概述

胎位是指胎儿先露部的指示点与母体骨盆前、后、左、右的关系。正常的胎位应为胎体纵轴与母体纵轴平行,胎头俯屈,颏部贴近胸壁,脊柱略前弯,四肢屈曲交叉于胸腹前,整个胎体呈头端小、臀端大的椭圆形,与妊娠晚期椭圆形的宫腔形状相适应,称为枕前位,约占90%。胎位不正指的是妊娠30周后胎儿在母体子宫内的位置不正,如横位、臀位、斜位等,较常见于腹壁松弛的孕妇和经产妇。

二、病因

胎位不正的主要原因可分为两类:母体的因素,如多胎次产妇、子宫内肌瘤或子宫先天异常(子宫纵隔)及前置胎盘;胎儿的因素,如早产、多胞胎、羊水过多症、巨婴症、发育先天异常胎儿。

三、分类

胎位不正包括头位、臀位、横位三种情况。

(一)头位

如果胎儿头在下方,臀在上方,就是头先露,这样的胎位叫头位。根据胎儿头部的屈伸程度,头位还分枕前位、枕后位、颜面位、额位。

(二)臀位

如果胎儿头和臀颠倒过来,臀在下头在上,是臀先露,这种胎位叫臀位。臀位还分单臀位、混合臀位、全膝位、不全膝位、全足位、不全足位。

(三)横位

当胎儿长轴和母体长轴互相垂直,且胎儿肩膀或手为先露部位,称为横位,当胎儿小于1 500g或是多胎时,特别容易发生,一般表现为:

1. 胎儿臀位接近母亲骨盆。

2. 胎儿头部接近母亲骨盆。

四、诊断

胎儿与母体骨盆的关系,对分娩经过影响极大,胎位不正是致使难产出现的一个主要因素,严重情况下会危及母婴的生命安全。故在妊娠后期直至临产前,尽早确定胎儿在子宫内的位置非常重要,以便及时将异常胎位纠正为正常胎位。胎位不正的诊断需要根据临床表现、腹部检查、肛门检查及阴道检查、B 型超声检查四个方面来确定。

五、治疗

因妊娠 28 周以前,羊水相对较多、胎体较小,胎儿在子宫内活动范围较大,胎儿在子宫内的姿势容易改变,所以位置不容易固定;妊娠 32 周以后,由于胎儿生长迅速,羊水相对减少,胎儿与子宫壁贴近,此时胎儿的姿势和位置相对固定。若为臀位或横位,应在孕 30 周前可以自行转位而正常,但若30 周后不能自动复位者,应加以矫正,矫正时间为 28~37 周,最佳的矫正时间为 30~32 周。

(一)膝胸卧位

以往临床上治疗胎位不正多采用膝胸卧位法,这种治疗方法主要是通过孕妇臀部抬高,使胎臀退出骨盆,借助胎儿重心位置的变化,使胎头与胎背所形成的弧形顺着宫底弧面滑动而完成胎位矫正。让孕妇排空膀胱,松解裤带,在床上俯跪,使其胸部与床面紧贴,其大腿与病床之间构成一个直角,每次时间 15 分钟,每日早、晚各一次,连做一周后复查。如果在矫正期间出现腹痛、胎动不安、阴道出血等情况需要立即停止,并及时接受检查和治疗。膝胸卧位法因在这种姿势下孕妇腹部需要承担很大的重量,常常无法长时间坚持,再加之动作准确性不易把握,疗程长等因素,孕妇在治疗中可能出现呼吸不适、胸闷等症状,故这种治疗方法的应用效果会受到依从性不良和安全性等的影响。

(二)艾灸至阴穴

每日一次,每次 15~20 分钟,5 次为一疗程。艾灸法因孕妇对温热的感知和耐受均有个体差异,个别患者可能出现烧烫伤。

至阴穴取穴方法:至阴穴位于人体的足小趾末节外侧,距趾甲角 0.33cm。在颇多医学书籍中都记载了至阴穴矫正胎位不正的相关内容,它是足太阳膀胱经之井穴,五行属金,足太阳经气大多由此处进入少阴肾经,刺激至阴穴具有调肾气,助肾水,促进气血运行,调整阴阳,疏通经络,矫正胎位等功效,经过长期的发展,至阴穴逐渐成为临床上矫正胎位的重要穴道。

（三）外转胎位术

上述方法矫正无效者,于妊娠 32~34 周可行外转胎位术。术前半小时口服沙丁胺醇 4.8mg,且最好在 B 型超声监测下进行。孕妇平卧,两下肢屈曲稍外展,露出腹壁。查清胎位,听胎心率。操作步骤包括松动胎先露部和转胎两个步骤:松动胎先露部是指两手插入胎先露部下方,向上提拉、使之松动;转胎是指两手把握胎儿两端,一只手将胎头沿胎儿腹侧,保持胎头俯屈,轻轻向骨盆入口推移,另一只手将胎臀上推,与推胎头动作配合,直至转为头先露。动作要轻柔,间断进行。如术中或术后发现胎动频繁而剧烈或者胎心率异常,应停止转动并退回原胎位观察半小时。因外转胎位术有发生胎盘早剥、脐带缠绕等严重并发症的可能,应用时要慎重。

（四）激光穴位照射治疗方案

He-Ne 激光照射治疗:He-Ne 激光器属于 1 类激光器,在可预见的工作条件下发射限值不会超过人眼最大允许照射量,使用这类激光器不需要采取任何防护措施。对孕妇和胎儿均无影响[26],安全性高,依从性好。波长632.8nm,输出功率 40~180mW,在治疗前患者先排空小便,然后采用舒适的半卧位,暴露两侧至阴穴,He-Ne 激光光纤头穴位接触式照射,每次 15 分钟,每日 1 次,5~7 次为 1 个疗程,最佳治疗时机是胎儿活动频繁的高峰期。在一个疗程结束后对患者进行一次复查,如果其仍然胎位不正,需要采用同样的方法再进行治疗,总疗程 2~3 个。在接受治疗期间,叮嘱孕妇每日自行测试胎动,如果发现胎动减少、过频或者消失等异常情况,需要及时入院进行检查。

参 考 文 献

［1］钟严艳,蔡馥丞,王娜,等.莫匹罗星联合氦氖激光照射治疗新生儿脐炎的临床疗效研究.激光生物学报,2019,28（2）:183-187.

［2］伍奋燕,胡裕文.激光佐治新生儿脐炎的疗效观察与护理.当代医学,2009,15（16）:43.

［3］KLIN B. The CO$_2$ laser in omphalitis. Journal of Clinical Laser Medicine & Surgery, 1992, 10（2）:119-121.

［4］IATSYK G V, NARTSISSOV R P, KARAMAN A M, et al. Enzyme status of blood cells in premature children during the treatment of omphalitis by helium-neon laser radiation. Pediatriia, 1991（5）:30-32.

［5］林帅.两种治疗方法对开腹手术腹部切口脂肪液化患者的临床疗效对比.中国现代药物应用,2021,15（5）:72-74.

［6］邓作梅,刘华之,吴莲香,等.氦氖激光照射治疗腹股沟疝术后切口脂肪液化的临床效

果.中国当代医药,2020,27(2):199-201.

[7] 姚慧好,陶萍,冯小凤,等.剖宫产术后切口脂肪液化的危险因素分析及列线图建立.安徽医学,2020,41(9):1055-1057.

[8] 邓作梅,刘华之,吴莲香.藻酸盐敷料联合氦氖激光治疗切口脂肪液化的临床效果.中国当代医药,2019,26(3):22-24.

[9] SHI Z J, MA L, WANG H, et al. Insulin and hypertonic glucose in the management of aseptic fat liquefaction of post-surgical incision: a meta-analysis and systematic review. International Wound Journal, 2013, 10(1):91-97.

[10] 冯伟,崔华雷,赵旭峰,等.儿童急性阑尾炎手术后粘连性肠梗阻的相关因素分析.临床小儿外科杂志,2021,20(3):253-256.

[11] 施吉飞,马涛.中西医结合治疗继发性粘连性肠梗阻研究进展.中国实用外科杂志,2019,39(12):1344-1346.

[12] 樊天慧,黄艳.黄龙汤配合超激光照射治疗粘连性肠梗阻36例.陕西中医,2005,26(12):1333-1334.

[13] SHIH C, HSIEN T M, WU B Y, et al. Effect of laser acupuncture on adhesive small bowel obstruction: A prospective double-blind randomized controlled trial. Medicine, 2021, 100(9):e25035.

[14] KALISH I I, MADARTOV K M, TORKIN A E. The use of the laser in the surgical treatment of acute intestinal obstruction and the prevention of adhesive disease. Khirurgiia, 1996(6):103-108.

[15] 贾宁,朱光耀,陈叙波.超激光配合温针治疗慢性盆腔炎的临床观察.中国临床研究,2015,7(1):37-38.

[16] 王小平,李雅兰,王晓玉,等.超激光等综合治疗中重度慢性盆腔炎.广东医学,2007,7(1):211-212.

[17] 王婉.妇炎舒联合左氧氟沙星及超激光照射治疗慢性盆腔炎的疗效观察.陕西中医,2015,36(10):1288-1289.

[18] 郭超玉,焦小敏.半导体激光、胸腺肽α₁联合普瑞巴林治疗带状疱疹后遗神经痛的临床疗效研究.皮肤病与性病,2020,42(4):553-554.

[19] 谢和宾,曾鸿,田立红,等.带状疱疹后神经痛危险因素的 Meta 分析.中国疼痛医学杂志,2020,26(4):304-307.

[20] 陈曦,黄卓英,赵淮波.带状疱疹治疗及预防.中华医学杂志,2021,101(7):515-519.

[21] 魏敏,闻言.带状疱疹的药物治疗进展.临床药物治疗杂志,2019,17(11):33-37.

[22] 易维君,王珍珍,张林,等.半导体激光治疗带状疱疹后遗神经痛研究进展.激光杂志,2020,41(11):203-205.

[23] FAN X, WANG S P. A novel treatment of herpes zoster pain with pulsed laser irradiation.

Dermatologic Surgery, 2015, 41 (10): 1189-1190.

［24］夏立君,蒋靖.刺络拔罐联合氦氖激光早期干预对带状疱疹后遗神经痛影响观察.辽宁中医药大学学报, 2012, 14(7): 244-245.

［25］李育婷,李业贤,郭姝婧,等.带状疱疹后遗神经痛治疗研究进展.实用老年医学, 2020, 34(1): 10-14.

［26］戴红艳.He-Ne激光穴位照射治疗胎位不正218例.激光杂志, 1997, 18(2): 62.

第七篇 弱激光在会阴部疾病中的应用

第一章

白塞综合征外阴溃疡

一、概述

白塞综合征（贝赫切特综合征），是 1937 年土耳其 Behcet 教授首先描述的一种以口腔和外阴溃疡、眼炎及皮肤损害为临床特征，并累及多个系统的慢性疾病。病情呈反复发作和缓解交替过程，部分患者因眼炎遗有视力障碍，除少数因内脏受损死亡外，大部分患者的预后良好。本病根据内脏系统的损害不同而分为血管型、神经型、胃肠型等。血管型指有大、中动脉和 / 或静脉受累者；神经型指有中枢或周围神经受累者；胃肠型指有胃肠道溃疡、出血、穿孔等。

由于白塞综合征可累及全身大、中、小血管的独特异质性，起初并未被正式明确血管炎分类，直到 2012 年 Chaple Hill 将其归类于变异性血管炎（variable vessel vasculitis, VVV）[1]。

病因不明确，可能与遗传因素及病原体感染有关。本病有较强的地区性分布，多见于地中海沿岸国家及中国、朝鲜、日本。我国以女性略占多数，男性患者中眼葡萄膜炎和内脏受累较女性高 3~4 倍。

二、临床表现

（一）口腔溃疡

口腔溃疡每年发作至少 3 次，发作期间在颊黏膜、舌缘、唇、软腭等处出现不止一个的痛性红色小结,继而溃疡形成,溃疡直径一般为 2~3mm。有的以疱疹起病,7~14 日后自行消退,不留瘢痕。亦有持续数周不愈最后遗有瘢痕者,溃疡此起彼伏(图 7-1)。

(二)外阴溃疡

外阴溃疡与口腔溃疡性状基本相似,只是出现的次数较少,数目亦少。常出现在女性患者的大、小阴唇,其次为阴道,在男性则多见于阴囊和阴茎,也可以出现在会阴或肛门周围(图 7-2)。

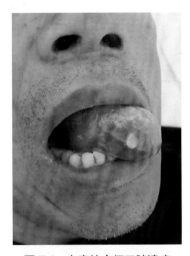

图 7-1　白塞综合征口腔溃疡

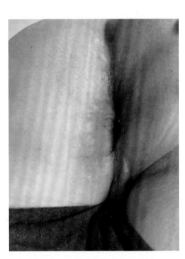

图 7-2　白塞综合征肛周皮损

(三)皮肤病变

皮肤病变呈结节性红斑、假性毛囊炎、痤疮样毛囊炎、浅表栓塞性静脉炎等不同表现。其中以结节性红斑较为常见且具有特异性,见于 70% 的患者,多见于下肢膝以下部位,对称性,每个至少像铜板样大,有压痛,分批出现,逐渐扩大,7~14 日后其表面色泽转为暗红,有的可自行消退,仅在皮肤留有色素沉着,很少破溃(图 7-3)。

(四)眼炎

眼炎中最为常见的为葡萄膜炎,视网膜血管炎可造成视网膜炎,眼炎的反复发作可以造成视力障碍甚至失明。

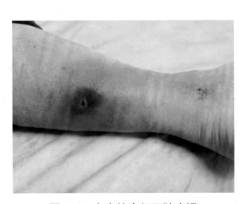

图 7-3　白塞综合征下肢皮损

（五）系统病变

除了口腔溃疡、外阴溃疡、眼炎及皮肤损害等,部分患者因局部血管炎可引起内脏系统的病变,但其各系统损害表现往往逐步呈现,即使是常见的症状,如口腔溃疡、外阴溃疡、结节性红斑和葡萄膜炎,在疾病初期也很少同时发作[2]。

（六）针刺反应

这是本病目前唯一的特异度较强的试验。消毒皮肤后用无菌皮内针头在前臂屈面的中部刺入皮内然后退出,48小时后观察针头刺入处的皮肤反应,局部若有红丘疹或红丘疹伴有白疱疹则视为阳性结果。同时进行多部位的针刺试验时,有的出现阳性结果,有的可为阴性。

三、诊断

诊断标准:有下述5项中3项或3项以上者可诊为本病。

1. 反复口腔溃疡。
2. 反复外阴溃疡。
3. 眼炎。
4. 皮肤病变。
5. 针刺试验呈阳性结果。

本病的多个临床表现在多种结缔组织疾病中均有出现,有时造成鉴别诊断上的困难,因此详细询问病史和分析至关重要。

四、治疗

本病治疗的目的在于控制现有症状,防治重要脏器损害,减缓疾病进展。任何一种治疗都不能取得根治的效果。研究表明,根据病情个体化、精准化、分型治疗、中西医结合治疗,治疗效果更好[2]。

（一）一般治疗

急性活动期应卧床休息,伴感染者可行相应的抗感染治疗。发作间歇期应注意预防复发,如控制口、咽部感染,避免进食刺激性食物,注意个人卫生等[2]。

（二）系统治疗

根据患者病情可口服药物(非甾体抗炎药、秋水仙碱、糖皮质激素、沙利度胺等药物),进行全身系统性治疗。

（三）局部治疗

不建议用外科手术的方式解决问题,如转移皮瓣等。对于口腔溃疡及外阴溃疡者首选弱激光照射治疗。口腔溃疡可局部用糖皮质激素膏外涂,生殖器溃疡可在局部清洗后加用抗菌药物软膏。葡萄膜炎可应用糖皮质激素眼膏或滴眼液辅助治疗。

（四）激光治疗

对于口腔溃疡及外阴溃疡者首选弱激光照射治疗。He-Ne 激光属于低功率激光,其特点为低输出量,对组织有较深的穿透力,深达 10~15mm。激光对组织所产生的生物效应是靠激光的生物刺激来实现的。大量的研究表明 He-Ne 激光促使照射部位微血管扩张、血流加速,增加静脉回流,改善并纠正组织的微循环障碍,增进细胞膜的通透性,激活酶的活性和氧代谢,从而促进组织新陈代谢,并刺激上皮细胞成纤维细胞增殖,恢复细胞功能,为囊肿、结节的愈合提供能量和物质基础[3]。此外 He-Ne 激光的生物刺激还可引起吞噬细胞增生活跃,抑制粒细胞移动,增加溶菌酶和淋巴因子,促进炎症的吸收,有明显抗菌作用。He-Ne 激光照射后还可增加玫瑰花环形成和淋巴细胞转化率,提高免疫球蛋白和补体水平[4]。

具体治疗方法如下:

局部清洁创面,建议用温和的醋酸氯己定,不要用酒精、碘伏等刺激性较大的皮肤消毒剂,换药后予以弱激光照射。

1. He-Ne 激光　波长 632.8nm,输出功率 120~160mW,垂直照射,距离 30~50cm,照射时间 15 分钟,2 次 /d,15~20 次 / 疗程。

2. 半导体激光　波长 630~810nm,输出功率 100~500mW,垂直照射,距离 5~10cm,照射时间 10 分钟,2 次 /d,间隔 4 小时以上,15~20 次 / 疗程。照射结束后可局部外用成纤维细胞生长因子、表皮生长因子等药物治疗促进创面愈合。有些病例溃疡面较大,疗程结束后溃疡仍未愈合停止治疗,仅创面换药,3~5 日后再次予以弱激光照射治疗。

第二章

包皮龟头炎、阴囊炎

一、概述

龟头炎是指龟头的炎症,当包皮(特别是内板)也被累及时,统称为包皮龟头炎[5-6]。所以包皮龟头炎是一组疾病而非单一疾病,常见病种见表 7-1[7]。正常情况下龟头、包皮可寄生细菌、酵母菌和梭形螺旋体等微生物,共同构成包皮龟头的微生态环境。当罹患全身性疾病,造成机体抵抗力降低时,合并局部卫生不良,尿液、沐浴液及各种外界刺激、摩擦和创伤等都可能造成龟头、包皮黏膜屏障功能及微生态环境的破坏,进而引起感染,包括暂驻菌感染及常驻菌感染(条件致病)。

表 7-1　常见的包皮龟头疾病

感染因素	炎症因素	癌前病变 (阴茎原位癌)
白念珠菌	硬化性苔藓	鲍恩病
链球菌	扁平苔藓	鲍恩样丘疹病
厌氧菌	银屑病和环状龟头炎	增殖性红斑
金黄色葡萄球菌	浆细胞性龟头炎	
阴道毛滴虫	湿疹(刺激性、过敏性、脂溢性)	
单纯疱疹病毒	过敏反应(包括固定性药疹、史 - 约综合征)	
人乳头瘤病毒		
生殖器支原体		

二、病因和发病机制

引起包皮龟头炎的因素有:包皮过长或包茎又不能经常清洗,包皮垢、尿液、碱性物质和外来物质的刺激;摩擦和创伤;罹患全身性疾病,机体抵抗力降低,如合并糖尿病等;阴道内病原等。支原体和衣原体越来越多地成为包皮龟头炎的病原体。常见的细菌为大肠埃希菌、葡萄球菌等。

三、临床表现

常表现为龟头、包皮内板黏膜瘙痒、疼痛、红斑、丘疹、干燥、脱屑、红肿、糜烂和溃疡形成、裂隙、大疱或脓疱,可伴有黄色脓性分泌物溢出,有异味,严重者可伴有全身症状,如发热、寒战、腹腔淋巴结肿大及压痛。上述症状可反复发作,引起粘连,包皮口形成瘢痕性缩窄,可继发包茎,严重者影响排尿,引起尿路梗阻,危及肾脏功能。

四、治疗

本病治疗的根本在于治疗包茎或包皮过长,如若局部症状较重或伴有全身症状者,首先进行抗感染治疗,待感染控制后行激光包皮环切术或整形术进行根治。

针对局部症状者可外用药物清洗创面后,予以弱激光照射治疗,以控制炎症、止痛、消肿。

1. **He-Ne 激光**　波长 632.8nm,输出功率 120~160mW,距离 20~30cm。温和的皮肤消毒剂清洁患处,将包皮翻转后,光照范围包含包皮内部黏膜及龟头,照射时间 15 分钟,2 次 /d,治疗间隔 4 小时以上,15~20 次 / 疗程。

2. **半导体激光**　波长 630~810nm,输出功率 500mW,距离 5~10cm。将包皮翻转后,光照范围包含包皮内部黏膜及龟头,可分 2~3 个治疗区域,照射时间 10 分钟,2 次 /d,15~20 次 / 疗程。

照射结束后可外用抗感染药物或促进修复材料。在确保不会发生嵌顿的情况下,尽量将龟头完全暴露治疗效果更好。

第三章

肛管直肠周围脓肿

一、概述

肛管、直肠周围软组织或其周围间隙内发生急性化脓性感染,并形成脓肿,称为肛管直肠周围脓肿。脓肿破溃或切开引流后自愈可能性极小,常形成肛瘘,这是肛管直肠炎症的不同病理过程,不同时期的表现——脓肿是急性期,肛瘘是慢性期。常见致病菌是大肠埃希菌、金黄色葡萄球菌、链球菌和厌氧菌,也可见绿脓杆菌和结核分枝杆菌感染,常是多种致病菌的混合感染。

二、病因和发病机制

肛管直肠周围脓肿的感染源大多来自肛隐窝感染,多由肛腺感染引起,也可继发于肛周皮肤感染、损伤、肛裂、内痔药物注射后、溃疡性结肠炎、克罗恩病、血液病等。有较多文献认为与男性激素及胚胎发育有关。

三、临床表现

根据感染的部位不同分为以下几种:

1. 肛周皮下脓肿。
2. 坐骨直肠窝脓肿。
3. 骨盆直肠窝脓肿。
4. 直肠后窝脓肿。
5. 高位肌间脓肿。

主要症状为肛周局部胀痛,持续性跳痛,可伴坠胀感,坐立不安,行走不便,排便或行走加剧,因感染位置不同可伴有排尿困难,全身感染中毒程度亦有区别,感染明显者,可有寒战、发热、头痛、乏力、恶心、呕吐等。

四、治疗方案

（一）一般治疗

禁食辛辣刺激食物,清淡饮食,多饮水,注意局部清洁卫生。

（二）非手术治疗

1. 抗生素治疗

2. 温水坐浴

3. 局部理疗　常用 He-Ne 激光或半导体激光。弱激光照射治疗作为辅助治疗手段,可协助控制感染,缓解疼痛等不适感[8]。

（1）He-Ne 激光：波长 632.8nm,输出功率 120~160mW,距离 20~30cm,光照范围包含创面即可,照射时间 15 分钟,2 次 /d,15~20 次 / 疗程。

（2）半导体激光：波长 630~810nm,输出功率 500mW,距离 5cm,照射时间 10 分钟,2 次 /d,15~20 次 / 疗程。

若创面较大可分次分区域治疗。

（三）手术治疗

脓肿切开引流是治疗的主要方法,一旦确诊即应切开引流,清除坏死物质,术后油纱填塞,包扎。根据病情可口服或静脉滴注抗菌药物治疗。引流术后 24 小时可行换药联合弱激光照射治疗,在充分消毒创面后,予以局部弱激光照射,治疗方法同上,起到抗炎、促进创面愈合的作用。

第四章

外阴营养不良

外阴营养不良既往称为外阴色素减退疾病,是女性外阴皮肤和黏膜组织发生变性及色素改变的一组慢性疾病。因病变部位皮肤和黏膜多呈白色,故又称其为外阴白色病变。1987年第九届国际外阴阴道病研究学会(ISSVD)大会从组织病理的诊断角度提出新的分类命名,即"皮肤和黏膜上皮内非瘤样病变",分三类:外阴鳞状上皮增生;硬化性苔藓;混合型[9]。皮肤和黏膜上皮内非瘤样病变是一组女性外阴皮肤和黏膜组织发生色素改变和变性的常见慢性疾病,目前病因尚不明确,主要认为与免疫、遗传、内分泌、代谢、氧化、局部刺激、感染和微量元素缺乏等有关。该病病程长,易反复,发病时患处瘙痒难忍,给患者带来极大痛苦和不便[9]。

一、外阴鳞状上皮增生

(一)病因

外阴鳞状上皮增生是以外阴瘙痒为主要症状但病因不明的外阴疾病。可能与外阴局部皮肤长期处于潮湿状态和阴道排出物刺激等解剖生理因素有关。

(二)临床表现

此病多见于绝经后妇女,但亦可发生于生育年龄。外阴瘙痒是最主要症状,患者多难忍受。由于搔抓局部时刺激较大神经纤维,可致瘙痒神经纤维反射,瘙痒可暂时缓解,但搔抓又可导致皮肤进一步损伤,从而触发新的瘙痒反应,以致瘙痒更剧烈,形成恶性循环,严重者可因搔抓引起表皮抓破、皲裂、溃疡。外阴病损范围不一,主要累及大阴唇、阴唇间沟、阴蒂包皮、阴唇后联合等处,常呈对称性。早期病变较轻时,皮肤颜色呈暗红或粉红,角化过度部位则呈白色[9]。由于长期搔抓、摩擦,皮肤增厚似皮革,色素增加,皮肤纹理突出,皮嵴隆起。该病诊断需要结合活检病理确诊。

(三)治疗

1. **一般治疗** 应注意保持外阴皮肤清洁干燥,禁用碱性洗液或其他刺激性药物擦洗,避免搔抓,禁食辛辣和过敏食物。忌穿化纤内裤以避免长时间局部潮湿而加重病变。

2. **药物治疗**　主要在于控制瘙痒,一般主张采用糖皮质激素局部治疗。

3. **弱激光治疗**　温水清洗外阴后,取用竹红菌素[10]软膏适量敷于病灶处,He-Ne 激光治疗以 160mW 局部垂直照射 15 分钟(距患处 20~30cm),光照结束后清除药物,可局部适量外喷生长因子促进愈合,每日 2 次,15~20 次为 1 疗程。

二、外阴硬化性苔藓

外阴硬化性苔藓是一种以外阴及肛周皮肤萎缩变薄为主的皮肤病,病因尚不明确[9]。

(一)临床表现

此病可见于各年龄段女性,但以绝经后妇女和青春期少年多见。主要症状为病损区皮肤瘙痒,但其程度较外阴鳞状上皮增生患者轻,甚至个别患者无瘙痒不适。病损常位于大阴唇、小阴唇、阴蒂包皮、阴唇后联合及肛周,多呈对称性。早期皮肤发红肿胀,出现粉红、象牙白色或有光泽的多角形平顶小丘疹,中心有角质栓,丘疹融合成片后呈紫癜状,但在其边缘仍可见散在丘疹。进一步发展使得皮肤和黏膜变白、变薄,失去弹性、干燥易皲裂,阴蒂萎缩且与其包皮粘连,小阴唇萎缩变薄,逐渐与大阴唇内侧融合以致完全消失。晚期皮肤菲薄皱缩似卷烟纸,阴道口挛缩狭窄,性交困难。幼女患者瘙痒症状多不明显,可能仅在排尿或大便后感外阴及肛周不适[9]。

(二)治疗

1. **一般治疗**　与外阴鳞状上皮增生治疗相同。

2. **药物治疗**　丙酸睾酮局部涂擦为主要方法,但效果因人而异[9]。

3. **弱激光治疗**　温水清洗外阴后,取用竹红菌素[10]软膏适量敷于病灶处,He-Ne 激光治疗以 160mW 局部垂直照射 15 分钟(距患处 20~30cm),光照结束后清除药物,可局部适量外喷生长因子促进愈合,每日 2 次,15~20 次为 1 疗程。

参 考 文 献

[1] JENNETTE J C, FALK G J, BACON P A, et al. 2012 revised international chapel hill consensus conference nomenclature of vasculitides. Arthritis & Rheumatism, 2013, 65(1): 1-11.

[2] 管剑龙. 白塞病临床诊治现状与几点认识. 内科理论与实践, 2016, 11(6): 347.

［3］金倩．氯地酊联合激光治疗痤疮 158 例疗效观察．广东医学，1997，18（10）：716-717.

［4］杨淑兰，顾玉英，刘凡光．氦氖激光照射促进皮肤溃疡愈合研究现状．现代康复，2000，4（9）：1382-1383.

［5］赵辨．中国临床皮肤病学．南京：江苏科学技术出版社，2010：1333.

［6］EDWARDS S K，BUNKER C B，ZILLER F，et al. 2013 European guideline for the management of balanoposthitis. International Journal of STD & AIDS，2014，25（9）：615-626.

［7］包振宇，邹先彪．解读欧洲包皮龟头炎指南．实用皮肤病学杂志，2015，8（6）：435-437.

［8］中华医学会．临床诊疗指南：激光医学分册．北京：人民卫生出版社，2010：131-132.

［9］黄蕊，韩璐，曾力楠，等．外阴上皮非瘤样病变的治疗研究进展．中国医院用药评价与分析，2020，20（6）：760-768.

［10］关庆丽．竹红菌素软膏联合红外线照射治疗外阴瘙痒症的临床分析．中国药物与临床，2021，21（23）：3896-3898.

第八篇　弱激光在躯干部疾病中的应用

第一章

躯干部软组织感染

躯干部软组织感染多为皮肤深浅组织及皮肤附属器的细菌感染性疾病引起，多见于毛囊炎、疖、痈、丹毒、蜂窝织炎、坏死性筋膜炎、皮肤囊肿合并感染、瘢痕疙瘩合并感染等。常见致病菌以葡萄球菌属、链球菌属多见，偶可为假单胞菌属、大肠埃希菌等单独感染或混合感染，也可由真菌感染继发细菌感染所致。

一、皮肤浅组织感染

（一）病因和发病机制

毛囊炎、疖、痈是一组累及毛囊及其周围组织的细菌感染，常以凝固酶阳性金黄色葡萄球菌感染多见，偶可见其他细菌单独感染，营养不良等均可成为促发因素。

（二）临床表现

1. **毛囊炎**　局限于毛囊口的化脓性炎症。好发于头面部、颈部、臀部及外阴。皮损初期为红色毛囊性丘疹，数日内中央出现脓疱，周围有红晕，脓疱干涸或破溃后形成黄痂，痂脱落后一般不留瘢痕。发生于头皮、胡须等部位可出现瘢痕或毛发脱落（图8-1）。

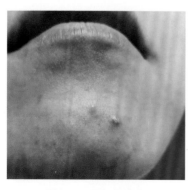

图8-1　面部毛囊炎

2. **疖**　系毛囊深部及其周围组织的化脓性炎症。好发于头面部、颈部和臀部。皮损初起为毛囊性炎性丘疹，基底明显浸润，后炎症向周围扩展，形成质硬结节，伴红肿热痛，数日后中央变软，有波动感，顶部出现黄白色点状脓栓，脓栓脱落后有脓血和坏死组织排出，后炎症逐渐消退而愈合。疖多为单发，若数目较多且反复发生、经久不愈，则称为疖病，患者多有长期饮酒史，存在免疫力低下、中性粒细胞功能障碍等（图 8-2）。

3. **痈**　系多个相邻毛囊及毛囊周围炎症相互融合而形成的皮肤深部感染。好发于颈、背、臀和大腿等处。皮损初起为弥漫性炎性硬块，表面紧张发亮，界限不清，迅速向四周及皮肤深部蔓延，继而化脓、中心软化坏死，表面出现多个脓头即脓栓，脓栓脱落后留下多个带有脓性基底的深在性溃疡，外观如蜂窝状。可伴局部淋巴结肿大和全身中毒症状，亦可并发败血症。

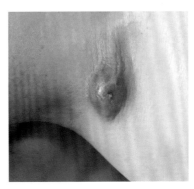

图 8-2　疖

二、丹毒和蜂窝织炎

（一）病因和发病机制

1. **丹毒**　多由乙型溶血性链球菌感染引起。细菌可通过皮肤或黏膜细微损伤侵入，足癣、甲真菌病、小腿溃疡、鼻炎、慢性湿疹等均可诱发本病，机体抵抗力低下，如糖尿病、慢性肝病、营养不良等均可成为促发因素。

2. **蜂窝织炎**　多由溶血性链球菌和金黄色葡萄球菌感染引起，少数可由流感杆菌、大肠埃希菌、肺炎链球菌和厌氧菌等引起。常继发于外伤、溃疡、其他局限性化脓性感染，也可由细菌直接通过皮肤微小创伤而入侵。

（二）临床表现

1. **丹毒**　是累及皮肤及其网状淋巴管的急性炎症。好发于面部、小腿、足背等处，多为单侧性。起病急，典型皮损为水肿性红斑，界限清楚，表面紧张发亮，迅速向四周扩大。可出现淋巴结肿大及不同程度全身症状，病情多在 4~5 日达高峰。消退后局部留有轻度色素沉着及脱屑。

2. **蜂窝织炎**　是皮下、筋膜下或深部疏松结缔组织的急性化脓性感染，好发于四肢、面部、外阴和肛周等部位。皮损初期为弥漫性、水肿性、浸润性红斑，界限不清，局部皮温增高，皮损中央红肿明显，严重者可形成深部化脓和组织坏死。急性期常伴有疼痛、高热、寒战和全身不适，可有淋巴结炎甚至败血症；慢性期皮肤呈硬化萎缩，类似于系统性硬化。

三、坏死性筋膜炎

（一）病因和发病机制

坏死性筋膜炎是皮下组织和筋膜进行性水肿、坏死并伴全身严重中毒症状的急性感染性疾病。感染沿筋膜组织快速、潜行蔓延，但并不累及肌肉组织。引起坏死性筋膜炎的原因较多，主要为各种创伤、挫伤、擦伤、昆虫叮咬、不清洁注射等导致局部感染；也有在某些空腔脏器手术、肛周脓肿引流、拔牙后发生坏死性筋膜炎者。主要致病菌为厌氧菌和兼性厌氧菌。

（二）临床表现

坏死性筋膜炎可发生于身体的任何部位，但以四肢尤其是下肢多见，其次为腹部、背部、臀部、会阴部和颈部。疾病早期，有时局部症状体征虽然较轻微，但已有严重的全身中毒症状，如寒战、高热，因大片组织水肿致严重失水、水和电解质平衡紊乱、低蛋白血症、中毒性休克等，甚至并发多脏器功能障碍或衰竭。局部并发发展迅速，开始时受累皮肤轻微红肿，界限不清，触痛明显，局部发热，呈弥漫性蜂窝织炎表现。发病后 1~3 日，皮肤颜色逐渐发紫、发黑，出现散在水疱或血疱，破溃后露出黑色真皮层，同时皮下脂肪和筋膜水肿、发黑、液化坏死，坏死呈潜行状，伴有血性浆液性渗出，可有奇臭，并可继发皮肤坏死。通常不累及肌肉。

四、皮肤囊肿并发感染

皮肤囊肿是一类皮肤的病变，主要有表皮囊肿、皮样囊肿和皮质腺囊肿，一般无明显症状，一旦继发感染，局部伴有红肿热痛的炎性改变，甚至形成脓肿，自行破溃，严重者可有全身中毒症状。

（一）表皮囊肿

1. **病因和发病机制** 表皮囊肿是一种由移位表皮细胞碎片形成的囊肿，亦称上皮囊肿。可由皮肤受外伤后，表皮碎粒体移植入皮下，逐步增殖发育，构成有壁囊肿；囊内充满表皮角质物，呈白色干酪状角化物质，并混有脱落破碎的表皮细胞。

2. **临床表现** 趾及跖底是好发部位，亦好发于头部、颈部及背臀部。囊构成圆形或椭圆形，表面光滑，高出皮面。发现时常与外伤发生时间相隔很久，进程极慢。触诊时坚韧有张力，与表皮皮肤略有粘连。

（二）皮样囊肿

1. **病因和发病机制** 皮样囊肿是一种错构瘤，是一种含有角质物的表皮衬里囊肿。囊壁除表皮细胞外，还可包含毛囊、汗腺等。囊腔内含有脱落的上皮细胞、皮脂腺等粥样分泌物,并混有角化物质、胆固醇结晶,呈白色或淡黄色,有异臭味。

2. **临床表现** 该病多发生于幼儿阶段或青春期。一般生长缓慢,体积不大,居于皮下组织中,与表层皮肤无粘连。触诊时柔软,呈圆球状,有波动感,但有时较坚实。其基底部则常与深组织有粘连,不易推动。好发于眼眶四周、鼻根部、头枕部等。

（三）皮脂腺囊肿

1. **病因和发病机制** 由于皮肤中皮脂腺囊管开口闭塞或狭窄而引起的皮脂分泌物潴留淤积,腺体逐渐肿大形成。

2. **临床表现** 可发生在任何年龄,但以青春发育期最易发生,好发于头面、背臀等部位,是一个或多个柔软或坚实的圆球体,位于皮肤浅层,表面常与皮肤有粘连,但基底可移动。表面皮肤上有时可查到一个开口小孔,挤压时有少许白色粉状物质被挤出。囊肿可存在多年而没有自觉症状,但亦易感染,化脓破溃,并易复发(图8-3)。

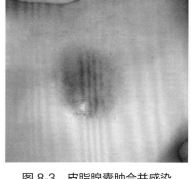

图8-3 皮脂腺囊肿合并感染

五、瘢痕疙瘩合并感染

瘢痕疙瘩实质上是皮肤上的一种纤维组织肿瘤,它不断向四周增长,在真皮层大量增生胶原纤维组织,并且向周围正常皮肤扩张形成蟹足样增生。瘢痕疙瘩一般生长较快,有时会出现局部坏死、感染、破溃。受外伤刺激后易破溃发生感染。若埋入的皮脂腺毛囊形成囊肿,易并发炎症及急性化脓性感染(图8-4、图8-5)。

1. **病因和发病机制** 目前发病原因还未明确,可能与内分泌刺激、慢性感染、化学物质刺激、人种、遗传、部位等有关。

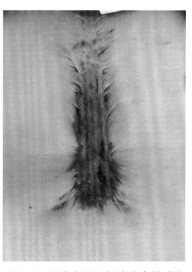

图8-4 开胸术后局部瘢痕合并感染

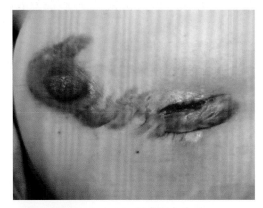

图 8-5　乳腺手术瘢痕合并感染

2. **临床表现**　好发于上颈、耳朵、胸部、肩部及上臂等部位,瘢痕疙瘩常顺着皮纹方向发展,而不是越过皮纹扩张。呈红色、坚硬、突出皮面,有时呈拳状或蟹足样增生,故又名蟹足肿。有时相连成带状。局部充血瘙痒或疼痛。

六、治疗方案

1. 该类疾病多存在细菌感染,应注意加强局部皮肤清洁、防止外伤及增强抵抗力,对于反复发作者应注意寻找并积极处理周围皮肤的慢性病灶(如足癣),如由其他系统性疾病(糖尿病等)引起,应积极进行系统性治疗,再根据病情局部予以外用药物、物理等治疗控制感染。若全身中毒症状重者,建议给予早期、足量、高效的抗生素治疗缓解全身症状、控制炎症蔓延并防止复发。针对坏死性筋膜炎,一经确诊,应立即手术,彻底清除坏死的皮下组织和筋膜边缘直到健康皮肤和皮下组织。

2. 弱激光治疗方案

(1)急性期轻症者:早期毛囊炎、疖、痈、未破溃的皮肤囊肿可予以局部 He-Ne 激光照射治疗,清洁病灶周围皮肤后予以 He-Ne 激光垂直照射,波长 632.8nm,距离小于 50cm,输出功率 120~160mW,照射时间 15 分钟,2 次 /d,15~20 次 / 疗程。

半导体激光:波长 630~810nm,输出功率 500mW,距离 10~20cm,垂直照射,照射时间 10 分钟,2 次 /d,15~20 次 / 疗程。

(2)急性期重症者:在全身抗生素治疗的前提下,局部弱激光照射治疗,以辅助控制炎症,促进炎症吸收。若创面未愈,可停止治疗 3~5 日后继续第 2 疗程治疗。

（3）脓肿形成期：一旦局部形成脓肿，自行破溃或有明显波动感时，可先行外科手术切开引流，清除坏死物质，术后油纱填塞，包扎。根据病情可口服或静脉滴注抗菌药物治疗。引流术后 24 小时可行换药联合弱激光照射治疗，充分消毒创面后，予以局部弱激光照射治疗，方法同上，促进创面愈合。

（4）反复发作性患者可局部外用药物同时予以弱激光照射治疗。

第二章

小 腿 溃 疡

一、概述

小腿溃疡是指小腿部位的皮肤由于多种原因出现缺损并慢性感染,致使创面长时间不愈合形成慢性溃疡。多由下肢血管病变引起,也可见于外伤后、糖尿病等。

二、病因和发病机制

单纯性下肢浅静脉曲张、原发性下肢深静脉瓣膜功能不全、糖尿病、血管炎、下肢血管闭塞性脉管炎、下肢动脉硬化性闭塞症、下肢有外伤及骨折等病史、下肢淋巴水肿性疾病等,可引起下肢血管病变或下肢血液、淋巴循环障碍,影响皮肤微循环,造成氧弥散及代谢交换障碍、毒代谢产物释放,引起淤血性皮炎、感染、破溃而形成慢性溃疡。

三、临床表现

溃疡可分为创伤性、静脉曲张性、缺血性、淋巴阻塞性,每种溃疡各有特点。但溃疡周围皮肤多萎缩变硬,伴有色素沉着。

(一)创伤性溃疡

因外伤致下肢皮肤损伤,或下肢血管损伤后引起循环障碍,继发感染,迁延不愈,形成溃疡。

(二)静脉曲张性溃疡

可见于单纯性下肢浅静脉曲张、原发性下肢深静脉瓣膜功能不全等静脉病变,除了有溃疡形成外,可见明显的呈"蚯蚓"状蜿蜒、扩张弯曲的静脉,局部严重者可形成团块状。下肢局部肿胀,以小腿中下段多见,尤以踝部、足背部明显。伴有酸胀不适,静息站立时发生,行走或平卧后迅速消失。痛觉敏感的患者,可有疼痛感。患者有皮肤干燥、脱屑、瘙痒、色素沉着、湿疹、皮下硬结等皮肤营养不良改变(图 8-6、图 8-7)。

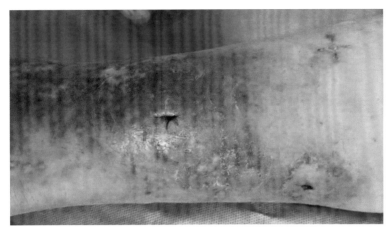

图 8-6　下肢静脉曲张手术后切口不愈合,形成溃疡

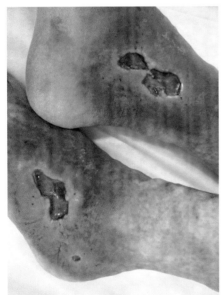
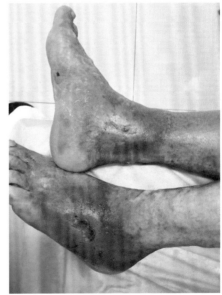

图 8-7　静脉曲张性溃疡

（三）缺血性溃疡

多见于下肢血管闭塞性脉管炎、下肢动脉硬化性闭塞症等动脉病变引起的组织缺血性改变,表现为肢体末梢畏寒、发凉、麻木,气温低时尤甚。间歇性跛行、静息痛。皮肤变薄、皮下脂肪减少、汗毛稀疏、肌肉萎缩、趾甲增厚、溃疡、坏疽等组织营养障碍性病变。

（四）淋巴阻塞性溃疡

多见于淋巴水肿性疾病，是由先天或后天性因素导致淋巴液回流受阻或淋巴液反流，从而引起肢体或其他部位深筋膜浅层软组织内组织液集聚，临床表现为患病部位肿胀，随病程发展或继发反复感染，形成溃疡。表现为单侧或双侧肢体的持续性、进行性肿胀，晚期呈典型的象皮肿表现，皮肤变硬。

1. **营养不良性溃疡**　多见于脑血管疾病者偏瘫、下肢失用性营养不良后局部循环障碍。

2. **感染性溃疡**　常多见于糖尿病患者，主要机制是高糖环境、缺血缺氧及持续的炎症反应，其中持续扩大的炎症反应是创面难愈合的主要病理改变，且高糖环境易继发细菌感染、糖尿病血管病变致局部血液循环障碍，又进一步加重创面（图8-8）。

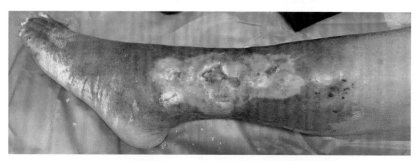

图8-8　糖尿病患者下肢巨大溃疡（弱激光治疗中）

3. **恶性溃疡**　见于下肢皮肤恶性肿瘤如基底细胞癌、鳞状细胞癌、黑色素瘤等，局部肿瘤细胞增生活跃，破溃后形成溃疡。

四、治疗方案

明确原发病，积极治疗原发病，同时可予以局部照射弱激光治疗。研究表明，He-Ne激光属于低功率激光，其特点为低输出量，对组织有较深的穿透力，深达10~15mm。激光对组织所产生的生物效应是靠激光的生物刺激来实现的。He-Ne激光促使照射部位微血管扩张、血流加速，增加静脉回流，改善并纠正组织的微循环障碍，增进细胞膜的通透性，恢复细胞功能[1]。此外He-Ne激光的生物刺激还可引起吞噬细胞增生活跃，抑制粒细胞移动，增加溶菌酶和淋巴因子，促进炎症的吸收，有明显抗菌作用。He-Ne激光照射后还可增加玫瑰花环形成和淋巴细胞转化率，提高免疫球蛋白和补体水平[2]。恶性溃疡为弱激光照射治疗禁忌证。

具体治疗方案如下：

1. 充分暴露创面,进行清洁、消毒。

2. He-Ne 激光 输出功率 120~160mW,垂直照射,距离 20~30cm,光照范围包含创面即可,照射时间 15 分钟,2 次 /d,15~20 次 / 疗程,每疗程间隔 3~5 日,观察创面愈合情况决定治疗疗程。

3. 半导体激光 输出功率 500mW,垂直照射,距离 5cm,照射时间 10 分钟,2 次 /d,15~20 次 / 疗程,每疗程间隔 3~5 日,观察创面愈合情况决定治疗疗程。

4. 建议患者抬高患肢,注意保暖,以促进下肢血循环。

第三章

膝 关 节 炎

一、概述

膝关节炎是一种临床常见骨关节炎,也称膝关节退行性关节病、膝关节骨关节病,是由于关节软骨完整性被破坏和关节边缘软骨下骨板病变,导致关节出现相应症状和体征的一组异质性疾病。多见于中老年人,发病期间患者常有关节疼痛、肿胀和僵硬,在多方面出现活动障碍,特别是在上下楼梯和做下蹲动作时较为明显,病情严重者可出现膝关节畸形等问题,极大妨碍了患者的正常生活和工作。

二、病因

原发性关节炎病因至今仍不清楚,多数研究认为其病因不是单一因素,而可能是多因素作用的结果,可能与患者自身易感性,即一般易感因素,和导致特殊关节、部位生物力学异常的环境因素,即机械因素有关。

1. **一般易感因素** 包括遗传因素、高龄、肥胖、性激素分泌异常、骨密度低、过度运动、吸烟和存在其他疾病等。

2. **机械因素** 如创伤、关节形态异常、长期从事反复使用某些关节的职业或剧烈的体育活动等。

三、发病机制

对本病发病机制的了解还不充分,已被人们所接受的见解是:在一些生物力学和生物化学因子的联合作用下,软骨细胞首先受到损害,释放出大量的基质分解代谢反应酶(其中金属蛋白分解酶、胶原酶和蛋白淀粉酶作用尤为突出),使软骨基质降解,胶原蛋白网格破坏,网格中的蛋白聚糖降解。机体内发生损害的同时,修复活动也被唤醒,此时新基质的合成也将加速,但仍存在以下两个问题:

1. 在新合成的基质中,葡萄糖胺聚糖的成分和分布、单体的大小及与透明质酸聚合的能力均与正常不同,从而影响了软骨的质量,容易再次被降解和破坏。

2. 尽管软骨基质启动了再合成,但仍赶不上分解速度,在基质受损的情况下使软骨弹性降低,软骨细胞所受机械压力相对增大,进一步受到损害,这样形成细胞和基质间的恶性循环。而在此恶性循环中,降解产物通过关节滑液进入滑膜的衬垫层,诱发滑膜炎。滑膜炎时分泌滑液成分异常,使软骨的营养代谢障碍,一些炎症因子又加重软骨细胞破坏。以上病变反复发生,最终发展为关节软骨坏死、剥脱,软骨下骨裸露、硬化,关节边缘骨质增生、滑膜肥厚等典型的骨关节炎改变。

四、临床表现

好发于 50 岁以上人群,女性多于男性。在 55 岁以上的人群中大约 80% 具有骨关节炎的放射学表现。一般起病隐匿,进展缓慢。主要表现为局部关节及其周围疼痛、僵硬和病情进展后出现的关节骨性肥大、功能障碍等。

1. **疼痛** 疼痛是本病的主要症状,也是导致功能障碍的主要原因。特点为隐匿发作、持续钝痛,多发生于活动以后,休息可以缓解。随着病情进展,关节活动可因疼痛而受限,甚至休息时也可发生疼痛。

2. **晨僵和黏着感** 晨僵提示存在滑膜炎。晨僵症状与类风湿关节炎不同,时间比较短暂,一般不超过 30 分钟。黏着感指关节静止一段时间后,开始活动时感到僵硬,如黏住一般,稍活动即可缓解。

3. **其他症状** 随着病情进展,可出现关节挛曲、不稳定、休息痛、负重时疼痛加重。

五、体格检查

可发现关节肿胀、压痛,其压痛点多在关节囊及侧副韧带之附着处。活动关节时可闻及特殊的摩擦音。由于关节边缘骨质增生、滑膜炎和关节积液使关节肿大,而关节附近肌肉萎缩,故关节被衬托得特别大、变形明显。伴有中度渗液时,浮髌试验阳性。

六、治疗

治疗目的是减轻症状,改善关节功能,减少致残。应避免过度服药,根据不同情况指导患者进行保健治疗、物理治疗、药物治疗、手术治疗。

(一)保健治疗
自我保健治疗是改善生活治疗中一项极为重要的工作。

1. 首先患者应充分了解本病的原因及可能出现的各种情况,消除心理负担。

2. 其次应注意减轻体重,减少关节的负重活动,同时应主动锻炼肌肉的力量,避免肌萎缩。

3. 定时改变姿势,分散各关节的负荷应力。

4. 必要时使用一些辅助活动的器具。

（二）物理治疗

有研究表明在膝关节炎慢性期及急性期疼痛者,可予以弱激光局部照射、针灸、按摩等治疗,强化膝骨关节的血液流通,改善炎症问题,促使膝关节的滑液分泌正常,促进软骨内的代谢物有效排出[3]。

半导体激光:充分暴露膝关节,建议以膝关节内外两侧为主。输出功率500mW,垂直照射,距离 5cm,照射时间 10 分钟,2 次 /d,15~20 次 / 疗程,若症状无缓解,可间隔 3~5 日再次进行下一疗程。

（三）药物治疗

可口服非甾体抗炎药、局部注射透明质酸盐等药物。

（四）手术治疗

关节破坏严重、功能障碍明显、症状剧烈者,可行关节矫形、融合或半置换术。

参 考 文 献

［1］金倩 . 氯地酊联合激光治疗痤疮 158 例疗效观察 . 广东医学, 1997, 18（10）: 716-717.

［2］杨淑兰, 顾玉英, 刘凡光 . 氦氖激光照射促进皮肤溃疡愈合研究现状 . 现代康复, 2000, 4（9）: 1382-1383.

［3］李华, 李峰, 贺尚文 . 膝关节骨性关节炎治疗进展 . 世界最新医学信息文摘, 2017, 17（22）: 21-22.

第九篇　弱激光在手部疾病中的应用

第一章

化脓性指头炎

一、病因

化脓性指头炎是累及手指末节掌侧皮肤及皮下组织的急性化脓性感染。通常由指尖或指末节皮肤轻微的损伤、异物继发感染或甲沟炎加重引起，如微小刺伤、挫伤、倒刺或指甲修剪过深等，致病菌多为金黄色葡萄球菌。

二、发病机制

在手指末节掌面的皮肤与指骨或趾骨之间有很多的纵行纤维索，把皮下软组织分成很多密闭的小腔，腔内充满脂肪组织和丰富的神经末梢网[1]，当发生感染时，炎性渗出物很快形成高压脓腔，引起剧痛，同时可压迫末节指骨的滋养血管，严重的导致指骨缺血性坏死或炎症直接累及指骨，引发指骨骨髓炎。

三、临床表现

发病初期，患者指尖可有针刺样痛。随着病情进展，组织肿胀加剧，当压迫指动脉时，疼痛转为搏动性跳痛，患肢下垂时加重。剧痛常使患者烦躁不安，无法入睡。此时常伴有恶寒发热、乏力等全身症状，血常规提示白细胞计数升高[2]。感染进一步加重时，因神经末梢和营养血管受脓液压迫，致组织缺血坏死,指头疼痛反而减轻,肤色由红转白,但这并不表示病情好转,而是反映局部组织趋于坏死。若化脓性指头炎不能及时有效治疗,错过治疗时机会引起骨髓炎,将会导致伤口长期不愈。

四、实验室及影像检查

临床上在对化脓性指头炎诊断时,通常行血常规检查、X线检查、透光验脓检查或穿刺抽脓检查。血常规检查提示白细胞计数及中性粒细胞比值明显升高;X线检查可见指骨骨髓炎或死骨;透光验脓检查一旦发现指端有深黑色的阴影,说明已经形成脓腔;穿刺抽脓检查更加明确直接[3]。

五、治疗

化脓性指头炎的治疗十分棘手,复发率极高,常因多次复发最终致残。化脓性指头炎若不能及时有效地进行治疗,会导致局部自行破溃,创口长期不能愈合,随着病症的加重也会造成骨髓炎,对生活及工作造成严重的影响。所以一旦发现手指有感染化脓倾向,一定要及时就医,积极治疗。

(一)药物治疗

当指尖出现疼痛,查体时发现肿胀并不是很明显,只有轻微触痛,可根据患者病情及过敏史合理选择口服抗生素治疗一周,每日行外科换药1~2次,创面清洁后患处涂抹抗菌药膏治疗。经上述处理后,病情通常可以得到有效控制。

(二)手术治疗

经药物治疗后,若指尖疼痛进行性加重,肿胀明显时,可以考虑行患指指根神经阻滞麻醉。麻醉效果满意后选择患处最高点切开皮肤,用止血钳插入脓腔,撑开纤维索带间小房,放出脓液,置凡士林纱布条引流,并给予包扎,二十四小时后创面换药[1]。手术可释放张力,排出脓液和毒素,防止出现严重反应。

(三)He-Ne 激光照射治疗

He-Ne 激光照射治疗可贯穿整个治疗过程,从发病初期一直到最后的创面护理,均起到举足轻重的作用。He-Ne 激光照射,波长632.8nm,输出功率120~160mW,功率密度6.37~11.3mW/cm^2,能量密度3.82~16.8J/cm^2,1~2次/d,15~20次/疗程,每疗程间隔3~5日,具体治疗疗程根据病情变化决定。

（四）创面护理

指头切开引流二十四小时后可行创面换药及 He-Ne 激光照射治疗,以消炎消肿、促进创面愈合治疗。每日 1~2 次,两次治疗间隔 4 小时以上,每次激光治疗前创面均需碘伏棉球消毒,3% 过氧化氢溶液、醋酸氯己定溶液浸泡患指,激光照射结束后包扎伤口。

第二章

系统性硬化（硬皮病）指端溃疡

一、概述

系统性硬化（SSc），又称硬皮病、进行性系统硬化，是一种病因不明，临床上以局限性或弥漫性皮肤增厚和纤维化为特征，也可影响心、肺和消化道等器官的全身性自身免疫性结缔组织病。微血管病变是其重要的病理改变之一。该病累及手指，通常表现为雷诺现象、皮肤硬化紧绷、蜡样光泽，指间关节背面出现溃疡，疼痛明显，愈合慢，治疗困难。在持续溃疡的患者中30%发展为不可逆的组织缺失，部分患者出现永久的残疾。

二、病因和发病机制

（一）病因

一般认为与遗传易感性和环境因素有关。

1. **遗传**　与遗传的关系尚不肯定。有研究显示与 HLA-Ⅱ类基因相关。

2. **环境因素**　目前已经明确，一些化学物质可诱发硬皮样皮肤改变和内脏纤维化。系统性硬化在煤矿、金矿和硅石尘埃接触人群中发病率较高，这些都提示该病的病因中，环境因素占有很重要的地位。

3. **性别**　育龄妇女发病率明显高于男性，故雌激素与系统性硬化发病可能有关。

4. **免疫异常**　系统性硬化患者存在广泛的免疫异常。移植物抗宿主病可诱发硬皮样改变，提示系统性硬化与免疫异常有关。近年的研究发现，病毒抗原与自身抗原的交叉反应促使本病发生，提示本病可能与感染有关。因此本病可能是在遗传基础上反复慢性感染导致自身免疫性疾病，最后引起结缔组织代谢及血管异常。

（二）发病机制

发病机制尚不清楚，目前认为是由于免疫系统功能失调，激活、分泌多种自身抗体、细胞因子等引起血管内皮细胞损伤和活化，进而刺激成纤维细胞合成胶原的功能异常，导致血管壁和组织的纤维化。指端溃疡的发生可能是血管病变和纤维化等多种因素共同作用的结果。手指皮肤纤维化，局部组织缺血、缺氧、坏死，使溃疡反复发作、伤口疼痛，容易伴发感染；系统性硬化患者由于皮肤代谢、营养失调，加之搔抓、外伤，也经常出现皮肤溃疡。

三、临床表现

1. **早期表现**　起病隐匿。雷诺现象常为系统性硬化的首发症状，90%以上先于皮肤病变几个月甚至 20 多年。

2. **皮肤病变**　为本病的标记性特点，呈对称性。一般先见于手指及面部，然后向躯干蔓延。典型皮肤病变一般经过三个时期：

（1）肿胀期：皮肤病变一般先在手指和面部出现，呈现肿胀水肿，压上去没有凹陷，有些患者可有皮肤红斑，皮肤瘙痒，患者常常觉得手胀像香肠一样，活动不灵活，手背肿胀，逐渐波及前臂。

（2）硬化期：皮肤逐渐变厚、发硬，手指像被皮革裹住，皮肤不能像正常人一样容易被提起，两手不能握紧拳头。皮肤病变可以逐渐向手臂、颈部、上胸部、腹部及背部蔓延，双下肢很少受累。面部皮肤受损造成正常面纹消失，使面容刻板，鼻尖变小，鼻翼萎缩变软，嘴唇变薄、内收，口周有皱褶，张口度变小，称"面具脸"，为本病特征性表现之一。

（3）萎缩期：经 5~10 年后进入萎缩期。皮肤萎缩，变得光滑但显得很薄，紧紧贴在皮下的骨面上，关节屈曲挛缩不能伸直，还可出现皮肤溃疡，很痛且不易愈合。皮肤变硬变薄，皮纹消失，毛发脱落。硬皮部位常有色素沉着，间有脱色白斑，也可有毛细血管扩张，皮下组织钙化。指端由于缺血导致指垫组织丧失，出现下陷、溃疡、瘢痕，指骨溶解、吸收。

3. **皮肤外表现**

（1）关节、肌肉表现：60%~80% 病例关节周围肌腱、筋膜、皮肤纤维化可引起关节疼痛。关节炎少见，只有少数病例出现类似类风湿关节炎的对称性关节炎。皮肤炎症受累者常有肌无力，多为失用性肌萎缩所致。

（2）胃肠道病变：70% 患者出现消化道异常。表现为吞咽食物后有发噎感和饱餐后随即躺下的胃灼热、夜间胸骨后痛等反流性食管炎症状。另外少数患者可能出现胃肠低动力症、急腹症及大小便失禁等。

（3）肺病变：早期多没有症状。最早出现的症状为活动后气短，可视为晚期症状。

（4）心脏病变：包括心包、心肌、心传导系统病变，发生率 15% 左右，多见于晚期患者，与心肌纤维化有关。最常见为缓慢发展的无症状心包积液，发生率为 30%~40%。

（5）肾病变：肾脏损害见于 15%~20% 患者，是系统性硬化的主要死亡原因之一，提示愈合不佳，故应引起早期重视。多见于弥漫皮肤型的早期。主要原因为小动脉内皮细胞增生导致肾缺血、肾功能受损。表现为蛋白尿、镜下血尿、高血压、内生肌酐清除率下降、氮质血症等。

四、诊断

根据雷诺现象、皮肤表现、内脏受累和特异性抗核抗体等，诊断一般不难。1980 年美国风湿病学会制定的系统性硬化分类诊断标准可供参考：

（一）主要指标

近端系统性硬化：对称性手指及掌指或跖趾近端皮肤增厚、紧硬，不易提起。类似皮肤改变同时累及肢体的全部、颜面、颈部和躯干。

（二）次要指标

1. **指端硬化**　硬皮改变仅限于手指。

2. **指端凹陷性瘢痕或指垫变薄**　由于缺血指端有下陷区，指垫组织丧失。

3. **双肺底纤维化**　标准胸部 X 线片双下肺出现网状条索、结节，密度增加，亦可呈弥漫斑点状或蜂窝状，并已确定不是原发肺部疾病所致。

具备上述主要指标或 ≥2 个次要指标者，可诊断为系统性硬化。

五、治疗

（一）系统性硬化的一般治疗[4]

对于系统性硬化，临床实践中的关键问题是早期诊断及确定临床分型，明确诊断后可根据患者皮肤增厚的范围分为局限皮肤型系统性硬化（lcSSc）或弥漫皮肤型系统性硬化（dcSSc）。近端肢体及躯干皮肤受累的分类为dcSSc，仅远端肢体皮肤受累的分类为 lcSSc。对重叠系统性硬化的患者应同时治疗系统性硬化及其他结缔组织病。所有患者均须接受对症治疗，对 lcSSc 和 dcSSc 患者还应治疗血管病变。对早期活动性系统性硬化患者需给予免疫抑制治疗。对所有患者均应密切随访，及时识别重要脏器并发症。

系统性硬化主要从抑制免疫、扩张血管、抗纤维化等方面进行治疗[4]。

免疫抑制剂主要包括环磷酰胺、霉酚酸酯、甲氨蝶呤、硫唑嘌呤、糖皮质激素等，这些药物均可在一定程度上改善皮肤和肺纤维化。血管活性药物主要有钙通道阻滞剂、前列腺素衍生物、内皮素受体阻滞剂。目前抗纤维化的药物主要有他汀类药物、干扰素、D- 青霉胺、松弛素等。

（二）指端溃疡的治疗

指端溃疡需多学科综合管理，其中包括局部和系统治疗，优先选用口服血管扩张剂，进行镇痛治疗，口服组胺类药物治疗皮肤瘙痒。感染时需尽快处理，可先使用西地那非，以后可考虑使用经静脉用前列腺素类似物和波生坦。对于严重的活动性指端溃疡患者可给予经静脉用前列腺素类似物治疗；对反复发作的顽固性指端溃疡，可考虑使用 5 型磷酸二酯酶（PDE-5）抑制剂、经静脉用前列腺素类似物或内皮素受体拮抗剂（包括波生坦）治疗。对严重和 / 或顽固性的指端溃疡，也可考虑使用手指 / 掌交感神经切除[4]。

（三）激光治疗

在药物治疗的基础上，给予弱激光照射治疗，以消炎、止痛、促进创面愈合。具体治疗方法：He-Ne 激光照射，波长 632.8nm，输出功率 40~160mW，垂直照射距离 30~50cm，1~2 次 /d，15~20 次 / 疗程，每疗程间隔 3~5 日，具体治疗疗程根据病情变化决定。也可以采用半导体激光治疗：波长 630~810nm，输出功率 500mW，距离 5~10cm，照射时间 10 分钟，2 次 /d，15~20 次 / 疗程。创面干燥无渗出，可直接给予弱激光照射治疗，若创面渗出物较多，创面外围给予碘伏棉球消毒，创面处给予醋酸氯己定或者生理盐水棉球消毒，然后再给予弱激光照射治疗。

第三章

化疗后静脉炎

一、概述

化疗后静脉炎是指由于抗肿瘤药物对血管壁的直接刺激而引起的无菌性炎症反应,表现为沿静脉走向的皮肤潮红、皮温增高、疼痛或触痛,甚至皮肤出现水疱和破溃等症状[5]。因化疗需要周期性、反复多次的穿刺和高浓度药物的局部强刺激,是比较常见的化疗毒副反应。极端情况见于穿刺部位化疗药物的外渗所致的静脉及周围软组织的损伤,往往临床表现更加严重,且处于缓慢恶化的状态。

二、病因及发病机制

化疗药物具有细胞毒性、神经毒性、强酸或强碱性,易引起过敏反应、机械创伤及药物刺激,可使血管内二氧化碳蓄积,导致血管内皮细胞内压力增高,血管通透性增加,药物外渗至皮下间隙,导致局部组织浓度过高,从而破坏周围细胞的细胞膜内的渗透压平衡,使细胞溶解,溶酶体破裂释放化学介质,使血管内 pH 发生改变,引起毛细血管痉挛,局部组织供血减少,导致组织缺血、缺氧,局部出现红肿,并伴有灼热感和疼痛,甚至出现脉管变硬、变脆伴有肤色暗紫,而形成硬结和溃疡[5]。另外,由于反复多次的静脉穿刺、输注药液的浓度及药物本身的理化特性,刺激和损伤局部组织细胞及血管内皮细胞,亦可因为输液过程中无菌技术操作不当,使局部静脉感染导致静脉炎。此外,患者免疫力低下,体内几乎所有血清补体成分均降低,周围血中淋巴细胞减少,胸腺、脾脏缩小,淋巴结的副皮质区出现了淋巴细胞耗竭现象,免疫力降低,对穿刺所造成的静脉壁的损伤的修复能力和对机械性刺激、化学性刺激及细菌所致局部炎症的抗炎能力也随之降低,在输液时易发生静脉炎。

三、临床表现

静脉炎首发症状多是局部不适或有轻微疼痛,进而局部组织发红、肿胀、灼热、疼痛,并沿静脉走向出现条索状红线,并可触及条索状硬结,严重者穿刺处有脓液,局部组织色泽灰暗,伴有畏寒、发热等全身症状。药物性静脉炎临床分为 4 型[6]:

1. **红肿型**　沿静脉走行皮肤红肿疼痛、触痛。
2. **硬结型**　沿静脉局部疼痛、触痛,静脉变硬,触之有条索感。
3. **坏死型**　沿血管周围有较大范围肿胀,疼痛,形成皮肤层瘀斑。
4. **闭锁型**　静脉不通,逐渐机化。

四、诊断

患者有近期输注化疗药物病史,无明显全身反应,局部症状比较明显,输液穿刺点周围皮肤温度升高,有明显痛感,压痛阳性,局部可触及红色条索状物,长度不等,当网形浅静脉受累时,红肿可呈银叉或株状。有药液渗漏时,往往局部皮肤呈暗灰色,伴有水疱及坏死等。

五、治疗

目前治疗多采用硫酸镁、利多卡因、地塞米松等外敷预防,效果不是很满意。应用 He-Ne 激光照射治疗取得了较好的效果。He-Ne 激光照射,波长 632.8nm,输出功率 120~160mW,功率密度 6.37~11.3mW/cm^2,能量密度 3.82~16.8J/cm^2,1~2 次 /d,面积 5~10cm^2,距离 20~30cm,15~20 次 / 疗程,每疗程间隔 3~5 日,具体治疗疗程根据病情变化决定。也可以采用半导体激光治疗:波长 630~810nm,输出功率 500mW,距离 5~10cm,照射时间 10 分钟,2 次 /d,15~20 次 / 疗程。

第四章

类风湿关节炎

一、概述

类风湿关节炎（RA）是一种以多发性和对称性慢性关节炎为主要临床表现的自身免疫性疾病，以关节滑膜慢性炎症、关节的进行性破坏为特征。晚期可出现关节强直或畸形，功能严重受损，是全身结缔组织疾病的局部表现。发病年龄多为 20~45 岁，多为女性。

二、病因和发病机制

类风湿关节炎病因研究迄今尚无定论，主要组织相容性复合体-Ⅱ（MHC-Ⅱ）类抗原和各种炎症介质、细胞因子、趋化因子在其发病过程中的作用都被深入研究过，但其发病机制仍不清楚。可能与感染、遗传、雌激素水平等有关，环境因素（如寒冷、潮湿等）和劳累、营养不良、外伤、精神刺激等可以诱发本病。

三、病理

基本病理改变是滑膜炎，有滑膜细胞增殖、炎性细胞浸润和血管翳形成。血管翳可侵袭关节软骨及骨组织，造成关节结构的破坏，如不给予适当治疗，病情逐渐发展加重，最后导致畸形、关节强直和功能丧失，引发不同程度的残疾。

四、临床表现

常缓慢起病，有乏力、食欲缺乏、体重减轻及低热等。常见以近端指间关节、掌指关节及腕关节为主的对称性、多关节、小关节肿痛，活动受限，指关节呈梭形肿胀，晚期可畸形。晨僵的持续时间常与病情活动程度一致。关节外表现常见有类风湿结节、血管炎、胸膜炎、间质性肺炎、心包炎、浅表淋巴结肿大、肝脾大等全身各个系统的损伤。

五、实验室检查和其他辅助检查

血常规表现为轻、重度贫血,活动期血沉(ESR)增快,C反应蛋白(CRP)增高。血清免疫球蛋白升高,早期IgG增高有参考意义。抗核抗体(ANA)有10%~20%患者呈阳性。类风湿因子(RF)有60%~80%患者呈阳性。类风湿关节炎特异性自身抗体:抗RA33抗体、抗核周因子抗体(APF)、抗角蛋白抗体(AKA)、抗聚角蛋白微丝抗体(AFA)、抗环瓜氨酸肽抗体(CCP)等检查有助于本病的早期诊断,灵敏度在30%~40%,免疫复合物(CIC)阳性者表示疾病呈进行性。滑液检查半透明或不透明,黄色,黏度差,细胞数(3~5)×10⁹/L,中性粒细胞占比50%~90%。X线检查:早期关节周围软组织肿胀,骨质疏松,后期关节软骨破坏、侵蚀,关节间隙狭窄、强直和畸形。磁共振成像(MRI)检查:可发现早期类风湿滑膜炎及骨质破坏,对本病的早期诊断有重要价值。

六、诊断

1987年修订的美国风湿病协会(ARA)类风湿关节炎的诊断要点如下[7]:

1. 晨僵至少1小时,≥6周。

2. 3个或3个以上的关节肿胀,≥6周。

3. 腕、掌指或近端指间关节肿胀,≥6周。

4. 对称性关节肿胀,≥6周。

5. 类风湿结节。

6. 类风湿因子阳性。

7. 手部X线变化(至少有骨质疏松或关节间隙狭窄)。

凡具备以上4条或4条以上者,即可诊断。

七、治疗

1. 治疗的最高目标为病情完全缓解

具体内容包括[8]:

(1)活动性炎症关节疼痛消失。

(2)晨僵消失。

(3)无疲劳感。

(4)关节检查无滑膜炎。

(5)动态影像学检查无骨关节破坏。

(6)血沉及C反应蛋白正常。

2. 一般治疗目标

(1)控制疾病活动。

（2）减轻关节疼痛。

（3）维持从事日常活动和工作的功能。

（4）尽可能地改善生活质量。

3. 类风湿关节炎的治疗原则[8]

（1）患者教育，提高依从性。

（2）早期合理用药。

（3）联合使用改变病情抗风湿药。

（4）个体化原则。

（5）适时的功能训练。

4. 治疗内容

（1）非药物治疗：患者教育、体疗（采用各种物理手段进行治疗的一种医疗方法，包括温热疗法、中医理疗、运动疗法、水疗等）、理疗、心理治疗。

（2）药物治疗：非甾体抗炎药、糖皮质激素、抗细胞因子（生物制剂）、中草药。

（3）手术治疗。

5. 激光治疗

（1）He-Ne 激光：垂直照射病变关节，输出功率 40~160mW，功率密度 6.37~11.3mW/cm^2，能量密度 3.82~16.8J/cm^2，1 次 /d，15~20 次 / 疗程，每疗程间隔 3~5 日，具体治疗疗程根据疾病恢复情况决定。

（2）半导体激光治疗：垂直照射病变关节，波长 630~810nm，输出功率 500mW，距离 5~10cm，照射时间 10 分钟，2 次 /d，15~20 次 / 疗程。

参 考 文 献

［1］那伟丽 . 脓性指头炎治疗 . 中外健康文摘，2011，8（4）：122-123.

［2］孙青武 . 手部急性化脓性感染治疗 . 中外健康文摘，2011，8（2）：82-83.

［3］李仕业 . 三黄汤浸泡联合抗生素治疗化脓性指头炎的疗效 . 内蒙古中医药，2019，38（3）：60-61.

［4］姜智星，梁敏锐，薛愉，等 . 2016 年《BSR 和 BHPR 系统性硬化症治疗指南》解读 . 上海医药，2017，38（z1）：5.

［5］杜丽娜 . 加味金黄散配合氦氖激光在化疗性静脉炎患者中的应用 . 齐鲁护理杂志，2017，23（15）：106-107.

［6］毛亚平，王建辉，任淑霞 . 中药外敷治疗妇科化疗药物引发静脉炎的观察 . 中国药物与临床，2010，10（5）：568-569.

［7］王青青 . 类风湿性关节炎的诊断与治疗 . 全科医学临床与教育，2008，6（2）：92-94.

［8］张凤山 . 类风湿性关节炎的治疗与评估 . 中国临床康复，2004，8（30）：6574.

第十篇 弱激光在足部疾病中的应用

第一章

甲 沟 炎

一、概述

甲沟炎是趾甲两旁甲沟组织由各种因素导致细菌通过甲旁皮肤的微小破损侵袭至皮下并发生繁殖而引起的炎症,临床表现为患处红、肿、疼痛明显,伴炎性渗出及肉芽组织增生[1]。嵌甲型甲沟炎是甲沟炎疾病中比例最高的类型,多发生在踇趾,病情严重时出现行走困难,严重影响患者的生活质量。甲沟炎是门诊的常见病、多发病,常发病于青少年阶段。

二、病因及发病机制

(一)病因

甲沟炎按照发病原因可分为外伤性甲沟炎和生长性甲沟炎,按发病严重程度及病程长短可分为急性甲沟炎和慢性(顽固性)甲沟炎[1]。急性甲沟炎包括外伤性甲沟炎及初次发生的生长性甲沟炎,慢性甲沟炎包括迁延不愈的外伤性甲沟炎及反复发作的生长性甲沟炎。其致病因素主要包括以下几点:

1. 持续甲沟侧方受压,如穿鞋过紧等。

2. 遗传因素、趾骨结构发育异常等,如末节趾骨粗隆骨赘等。

3. 机械性损伤,过度使用趾甲协助发力的运动损害,甲床/甲母细胞受到影响,出现趾甲畸形,如跳跃、踢足球、打篮球、芭蕾舞等。

4. 足部卫生维护不足,如修剪趾甲不当等。

5. 医源性多次拔甲、反复拔甲导致甲营养不良。

6. 其他　糖尿病足、跟腱紧张等血管神经功能紊乱；足部畸形及步态、姿势性异常疾病均可诱发甲沟炎。

（二）发病机制

趾甲是趾端的一种特殊结构，包括甲板、甲床、甲基质、甲上皮、甲下皮、半月板和内侧甲沟。甲床再生在功能上分为两个区域，即生长基质和不育基质。前者位于甲根及甲半月区，可以形成新的趾甲；甲体下方的甲床不育基质区，主要起到趾甲成形并向远端生长引导的作用。所以说，趾甲生长良好不完全取决于甲母质，又与其周围的甲床、甲基质、骨膜和甲板的完整程度有关。如果后者受损，趾甲就会畸形生长，周围组织改变，导致甲沟异常。嵌甲常发生在𧿹趾，多因趾甲的发育、穿鞋过紧或修剪趾甲过短使趾甲边缘向两侧甲缘组织嵌入而成，行走时常引起足趾疼痛[2]。有时甲缘可穿破甲沟软组织，持续性刺激组织，破坏软组织的保护屏障，致细菌入侵而引起局部甲沟感染，并逐步形成肉芽肿而经久不愈，使趾甲生长紊乱，形成嵌甲；外伤、先天性趾甲异形也可能是嵌甲的重要诱因。

三、临床表现

发病初期，趾甲一侧有轻微的疼痛，局部红肿并有压痛。感染可逐渐蔓延至甲根部和对侧甲沟，甚至整个甲板下，形成趾甲周围炎或甲下脓肿，且极易反复感染，也可伴有甲沟肉芽组织增生，有明显的疼痛和压痛，甚至不能行走。

临床上习惯把趾甲感染分为四个不同阶段[1]：

Ⅰ期：趾甲结构完整，侧甲皱襞红肿，角化增生，趾甲边缘有可能埋至红肿的皱襞中，无渗液，挤压甲周可有疼痛感。

Ⅱ期：趾甲有较明显的变形，疼痛持续加重和有脓液排出。开始时流出液为稀薄的血清样分泌物，随着感染加重，分泌物变为脓性并有臭味。有肉芽增生但较轻，甲沟较健侧深，但分开甲沟组织仍可显露侧甲缘。

Ⅲ期：趾甲严重变形，甲板平面低，侧甲皱襞慢性炎症和周期软组织增生，形成炎性肉芽肿。分开甲周组织不能显露侧甲缘，又可称为嵌甲型甲沟炎。

Ⅳ期：反复多次拔甲，趾甲面积明显减小，两侧甲周有色素沉积，慢性嵌甲型甲沟炎形成或出现鳌钳样趾甲。

四、治疗

（一）保守治疗

在感染早期，保守治疗往往效果满意，有疼痛创伤小、出血少、廉价等优势。具体治疗方法：He-Ne 激光照射，波长 632.8nm，输出功率 40~160mW，功率密度 6.37~11.3mW/cm²，能量密度 3.82~16.8J/cm²，1~2 次 /d，面积 5~10cm²，距离 20~30cm，15~20 次 / 疗程，每疗程间隔 3~5 日，具体治疗疗程根据病情变化确定，也可联合外用药物消炎止痛治疗。

（二）外科治疗

目前临床上有很多方法治疗甲沟炎，包括牙线引流术、棉球填塞法、矫形支具治疗、部分趾甲或者全甲拔除术、甲板和甲床部分切除术、Syme 截趾术、苯酚 - 乙醇甲基质切除术、甲粗隆截除甲床平面重建术、甲沟重建术等，均取得了良好的疗效。但本文主要讲述弱激光治疗，所以具体手术方法不做赘述。但是所有的手术、治疗过程及术后换药，均可配合 He-Ne 激光照射治疗，以消炎、消肿、促进创面愈合。具体方法同保守治疗。

五、防治和预后

彻底治愈甲沟炎除了上述治疗，更要注重对患者的宣教。首先要保持足部卫生，勤洗脚，勤换鞋袜。其次，需要选择合适的鞋子，舒适、透气，避免鞋尖过窄，过硬，同时注意鞋内卫生。第三，修甲方法要恰当，修剪趾甲时勿剪得过短过深，不给末端软组织增生的机会。如发现甲下有积垢，可温水浸软后用牙刷刷干净。趾甲远端修成方形，使蹑趾两侧甲角超出甲沟，避免斜行修剪甲角。第四，新生长趾甲出现向内弯曲趋势时，坚持每日用镊子将趾甲远端两侧向外弯曲，必要时及时就医[3]。

第二章

糖 尿 病 足

一、概述

糖尿病足是由下肢远端神经异常和不同程度周围血管病变引起的足部溃疡、感染和/或深层组织破坏[4]。轻者表现为足部畸形、皮肤干燥发凉、胼胝（高危足）；重者可出现足部溃疡、坏疽。糖尿病足是截肢、致残的主要原因。糖尿病足感染多由金黄色葡萄球菌、链球菌、肠球菌、厌氧球菌及混合感染等引起。

二、病因及发病机制

（一）病因

糖尿病足的病因如下[5]：

1. 糖尿病神经病变。
2. 血管病变及缺血。
3. 足部压力的异常及胼胝的形成。
4. 危险因素　有动脉硬化、高脂血症、高血压等既往史或者家族史。
5. 对糖尿病知识的缺乏。
6. 年龄因素　30%年龄大于65岁的患者无法自行进行足部检查。
7. 感染因素。

（二）发病机制

高浓度葡萄糖致下肢小血管平滑肌细胞增生，增强血管收缩，同时引起血管内皮细胞功能不良，毛细血管底膜增生，导致糖尿病性动脉硬化，从而使血管腔变窄。血管功能异常，血液黏滞度增高，易致血栓形成，使下肢组织营养障碍，从而使糖尿病患者发生缺血性坏疽。而局部坏死组织本身就是一种培养基，能促进细菌繁殖，同时无氧环境又限制了白细胞的吞噬和杀伤作用。这不仅加重了感染的发展，而且还影响组织细胞的再生，导致创面修复缓慢。此外，糖尿病足患者感觉神经严重受损，从而使其痛温觉减退甚至丧失。痛觉的减退可使患者不能感觉到鞋内的异物和鞋内挤压,易致外伤和摩擦伤。另外温度觉的减退可导致烫伤和冻伤。深部感觉减退的患者不能及时调节关节负重,可致关节畸形,加大摩擦伤的机会,从而诱发足坏疽[5]。

三、糖尿病足的分类、分级、诊断

糖尿病足表现为感染、溃疡和坏疽[4]。溃疡依据病因可分为神经性、缺血性和混合性溃疡;坏疽的性质可分为湿性坏疽、干性坏疽和混合性坏疽3种类型。治疗前对糖尿病足患者进行正确的分类和分级,有助于选择合理的治疗方案和判断预后。

(一)依据溃疡的病因进行分类

1. 神经性溃疡　神经性溃疡患者通常有患足麻木、感觉异常、皮肤干燥,但皮温正常,足背动脉搏动良好。病情严重者可发展为神经性关节病(沙尔科关节)。

2. 神经-缺血性溃疡　同时具有周围神经病变和周围血管病变,糖尿病足患者以此类居多。患者除了有神经性溃疡症状外还有下肢发凉感、间歇性跛行、静息痛等,足背动脉搏动减弱或消失,足部皮温减低,在进行清创换药时创面渗血少。

3. 单纯缺血性溃疡　此类患者无周围神经病变,以缺血性病变为主,较少见,需要根据症状、体征及相关检查排除周围神经病变后方可诊断。

(二)依据坏疽的性质进行分类

1. 湿性坏疽　糖尿病湿性坏疽发病人数较多,多因肢端循环及微循环障碍,常伴周围神经病变和患足感染。局部常有红、肿、热、痛和功能障碍等,严重者常伴有毒血症或败血症等临床表现。

2. 干性坏疽　糖尿病干性坏疽发病人数较少,占糖尿病足坏疽的5.0%。多发生在糖尿病患者肢端动脉及小动脉粥样硬化,导致管腔狭窄或闭塞,局部血供障碍,最终导致缺血组织发生干性坏疽。

3. 混合性坏疽　混合性坏疽较干性坏疽多见,占糖尿病足坏疽的15.2%。肢端局部血供障碍引起干性坏疽,而病变另一部分发生感染。

(三)糖尿病足的分级

目前虽然还没有一个溃疡分级系统为全世界统一采用。用得最多的是Wagner分级法。该方法根据溃疡深度和组织坏死的扩张程度将足部病变分为六级,简单、明了、易记,因此,临床应用十分广泛,但不足之处在于该法没有考虑感染、缺血和其他并存病变的重要作用(表10-1)。

(四)糖尿病足的诊断

1. 确诊患有糖尿病。

表 10-1 糖尿病足的 Wagner 分级

分级	临床表现
0 级	有发生足溃疡的危险因素,但目前无溃疡
1 级	足部表浅溃疡,无感染征象,突出表现为神经性溃疡
2 级	较深溃疡,常合并软组织感染,无骨髓炎或深部脓肿
3 级	深部溃疡,有脓肿或者骨髓炎
4 级	局限性坏疽(趾、足跟或前足背),其特征为缺血性坏疽,通常合并神经病变
5 级	全足坏疽

2. 足部出现刺痛、灼痛、麻木,对痛觉、温觉不敏感,即伴有足部麻木、感觉异常等周围神经病变,辅助检查包括温度觉、尼龙丝检查、振动觉、踝反射及神经传导速度 5 项。

3. 足部疼痛、皮温降低、破溃、坏死,出现足部动脉搏动减弱或消失等下肢缺血的症状。

四、治疗

(一)治疗策略[4]

1. **一级预防** 防止或延缓神经病变、周围血管病变的发生。

2. **二级预防** 缓解症状,延缓神经病变、周围血管病变的进展。

3. **三级预防** 血运重建,溃疡综合治疗,降低截肢率和心血管事件发生率。

(二)全身治疗

积极处理导致糖尿病足部溃疡发生、发展的全身各种危险因素,包括使用胰岛素尽快控制高血糖,积极治疗各种血管源性疾病如脑血管意外、心肌梗死、高血压、肾功能不全、高脂血症等,使用扩张血管、改善足部微循环的药物,必要时行血管内介入治疗或血管搭桥手术。如合并细菌感染时,按细菌培养结果或临床应用经验选择有针对性的抗生素,以消除细菌感染。

(三)糖尿病足的创面处理

1. **创面换药** 创面换药可于门诊进行,根据创面感染程度和渗出量决定换药频次。

2. **He-Ne 激光照射治疗** 可贯穿整个治疗过程,从发病初期一直到最后的创面护理,均起到举足轻重的作用。He-Ne 激光照射,波长 632.8nm,输出功率 40~160mW,功率密度 6.37~11.3mW/cm^2,能量密度 3.82~16.8J/cm^2,1~2 次 /d,15~20 次 / 疗程,每疗程间隔 3~5 日,具体治疗疗程根据病情变化决定。也可以采用半导体激光治疗:波长 630~810nm,输出功率 500mW,距离 5~10cm,照射时间 10 分钟, 2 次 /d, 15~20 次 / 疗程。

3. **创面用药** 根据创面不同阶段选择创面用药,如创面以感染表现为主,可单独应用碘伏等消毒剂,增加换药频次;如创面坏死组织已脱落,基底肉芽组织开始增生,可选择消毒杀菌类药物和促进生长类药物复合使用[4]。

4. **辅料选择** 优先选择具有杀菌、吸附渗液、保持创面适度湿性、防粘连等具有复合功能且高性价比的伤口辅料,也可根据创面情况选择多种单一辅料逐层覆盖使用[4]。

第三章

痛 风

一、概述

痛风是由于先天遗传或后天获得性的多种因素造成嘌呤代谢障碍，尿酸生成过多和/或尿酸排泄减少，致使血清尿酸浓度持续升高、高尿酸血症形成的病症。多余的尿酸以尿酸盐结晶的形式沉积于全身各组织器官、关节及周围组织，可致急慢性痛风关节炎、痛风结节。细小的尿酸盐结晶长期刺激局部组织，形成痛风结石合并溃疡，而且此类溃疡很难愈合[6]。

二、病因及发病机制

高尿酸血症目前主要认为与尿酸生成过多和尿酸在肾脏的排泄障碍有关。尿酸生成过多是高尿酸血症的主要病因之一。当富含嘌呤类食物摄入过多，体内尿酸负荷增加，可引起高尿酸血症；当内源性嘌呤代谢异常，尿酸合成关键酶——磷酸核糖焦磷酸合成酶、磷酸核糖焦磷酸酰胺转移酶、次黄嘌呤鸟嘌呤磷酸核糖基转移酶、黄嘌呤氧化酶（XOD）等的浓度或活性异常，可引起合成尿酸代谢产物增多，促进鸟嘌呤、黄嘌呤分别向鸟嘌呤核苷酸和黄嘌呤核苷酸转化，从而增加尿酸含量，上述酶功能缺陷也可诱发高尿酸血症。尿酸在肾脏排泄障碍是高尿酸血症的另一个重要病因。肾脏是尿酸排泄的重要器官，尿酸排泄相对减少会引起高尿酸血症。肾小管上皮细胞编码的葡萄糖转运蛋白、尿酸转运蛋白1、阴离子转运蛋白1（OAT1）、OAT3是尿酸重吸收或转运的主要转运体，它们表达异常或功能出现障碍也会引起尿酸浓度升高，导致高尿酸血症。另有研究表明，痛风或高尿酸血症的发病与炎症有密切关系，涉及一氧化氮、肿瘤坏死因子α（TNF-α）、白介素-6（IL-6）的表达[7]。临床上仅有部分高尿酸血症患者发展为痛风，确切原因不清。当血尿酸浓度过高和/或在酸性环境下，尿酸可析出结晶，沉积在骨关节、肾脏和皮下等组织，造成组织病理学改变，导致痛风性关节炎、痛风肾和痛风石等。痛风石最易发生于第一跖趾关节，目前原因仍尚不明确，存在各种假说，主要有：

1. 末梢脂肪含量低、足部局部皮温相对偏低，降低尿酸溶解度。
2. 机体代谢相对差，pH 因氧含量少而降低，酸性环境妨碍了尿酸排泄。
3. 鞋袜不适、足部不适、环境、饮食都是其诱发因素。

三、临床表现

痛风患者男性多于女性，男性发病年龄较早，通常在 40~50 岁发病，女性多在绝经期后发病，常有家族遗传史。痛风的危险因素包括肥胖、过度饮酒、肾功能不全和药物，最常见的是利尿剂。其自然病程包括无症状性高尿酸血症、急性痛风性关节炎、间歇发作的痛风和慢性痛风石性痛风，也称为痛风结节。主要临床表现是痛风性关节炎，以第一跖趾关节肿胀、疼痛为多见，其次为手足小关节和膝、肘、腕等关节。除关节症状外，可出现皮下痛风结节，皮下痛风结节常发生在关节上方的皮肤和耳郭，也可出现在肘部及手指或足趾，结节增大，破溃释放出石灰样含有尿酸钠结晶的白色物质，进而形成溃疡，难以愈合。足部痛风石破溃是常见的并发症，主要临床症状有患处关节肿胀、伤口处有白色颗粒样分泌物，部分患者伤口处还可见死骨、脓血，由于伤口较深而出现多个瘘管、窦道，发生感染。

四、实验室及其他检查

1. **血尿酸测定** 血清标本，尿酸酶法。正常男性为 150~380μmol/L（2.5~6.4mg/dl），女性为 100~300μmol/L（1.7~5.0mg/dl），更年期后接近男性。血尿酸存在较大波动，应反复监测。

2. **尿酸测定** 限制嘌呤饮食 5 日后，每日尿酸排出量超过 3.57mmol（600mg），可认为尿酸生成增多。

3. **滑囊液或痛风石内容物检查** 偏振光显微镜下可见针形尿酸盐结晶。

4. **X 线检查** 急性关节炎期可见非特征性软组织肿胀；慢性期反复发作后可见软骨缘破坏，关节面不规则，特征性改变为穿凿样、虫蚀样圆形或弧形的骨质透亮缺损。

5. **CT 与 MRI 检查** CT 扫描受累部位可见不均匀的斑点状高密度痛风石影像；MRI 的 T_1 和 T_2 加权图像呈斑点状低信号。

五、诊断

男性和绝经后女性血尿酸 >420μmol/L（7.1mg/dl）、绝经前女性 >350μmol/L（5.9mg/dl）可诊断为高尿酸血症。中老年男性如出现特征性关节炎表现、尿路结石或肾绞痛发作，伴有高尿酸血症应考虑痛风。关节液穿刺或痛风石活检证实为尿酸盐结晶可作出诊断。X线检查、CT或MRI扫描对明确诊断具有一定的价值。急性关节炎期诊断有困难者,秋水仙碱试验性治疗有诊断意义。

六、预防和治疗

原发性高尿酸血症与痛风的防治目的:控制高尿酸血症,预防尿酸盐沉积;迅速终止急性关节炎发作;防止尿酸结石形成和肾功能损害。

（一）一般治疗

控制饮食总热量,防止过胖;不进食高嘌呤食物,严格戒酒,避免使用含乙醇的注射用品;避免劳累、着凉和精神刺激;每日维持2 000ml以上的饮水量,促进尿酸从尿液排泄;慎用抑制尿酸排泄的药物如噻嗪类利尿药等;避免诱发因素和积极治疗相关疾病等。

（二）药物治疗

目的是使血尿酸维持正常水平。主要包括排尿酸药、抑制尿酸生成药物和碱性药物。排尿酸药物主要有苯溴马隆、丙磺舒等;抑制尿酸生成药物为别嘌呤醇;碱性药物为碳酸氢钠,具体用法用量不做详细讲解。

（三）手术治疗

痛风石的手术适应证如下[8]:

1. 痛风石影响跖趾关节功能,尤其是引起功能障碍及产生顽固性刺激性症状者。

2. 痛风石破溃者、伤口经久不愈,皮肤窦道形成者。

3. 降低身体尿酸总量,控制痛风发作。

4. 痛风石诊断依据不足,需病理活检者。

5. 巨大或多发痛风石影响美观者。

6. 痛风石引起肾功能不全,或相互影响者。

国内外治疗第一跖趾关节痛风性关节炎的主要手术方式有关节镜下痛风石清理术、痛风石切除术、关节融合术和关节成形术。具体手术方式的选择,则要根据第一跖趾关节的破坏程度及痛风石的大小等因素综合考虑。对于第一跖趾关节痛风石没有造成关节严重破坏者,可考虑单纯行关节镜下痛风石清理术、痛风石切除术;对于跖趾关节面破坏超过50%者,应该联合关节融合术、关节成形术。

（四）足部痛风石破溃的治疗

1. **创面换药**　创面换药可于门诊进行,根据创面感染程度和渗出量决定换药频次,因痛风石破溃感染会有大量石灰样白色结晶物质排出,所以换药时可以用过氧化氢、生理盐水等反复冲洗,尽量多地排出结晶颗粒。

2. He-Ne 激光照射　波长 632.8nm，输出功率 40~160mW，功率密度 6.37~11.3mW/cm²，能量密度 3.82~16.8J/cm²，1~2 次 /d，15~20 次 / 疗程，每疗程间隔 3~5 日，具体治疗疗程根据病情变化决定。也可以采用半导体激光治疗：波长 630~810nm，输出功率 500mW，距离 5~10cm，照射时间 10 分钟，2 次 /d，15~20 次 / 疗程。

3. **创面用药**　根据创面不同阶段选择创面用药，如创面以感染表现为主，可单独应用碘伏等消毒剂，增加换药频次；如创面坏死组织已脱落，基底肉芽组织开始增生，可选择消毒杀菌类药物和促进生长类药物复合使用。

4. **辅料选择**　优先选择具有杀菌、吸附渗液、保持创面适度湿性、防粘连等具有复合功能且高性价比的伤口辅料，也可根据创面情况选择多种单一辅料逐层覆盖使用。

参 考 文 献

［1］耿海洋 . 甲沟炎类疾病的临床诊疗现状 . 医学综述，2011，17（5）：745-746.

［2］陈伟彬 . 改良的甲板及甲基质部分切除治疗嵌甲性甲沟炎 . 实用手外科杂志，2018，32（1）：52-54.

［3］王菲 . 嵌甲性甲沟炎的改良手术方法 . 实用医学杂志，2013，29（9）：1473-1474.

［4］中国医疗保健国际交流促进会糖尿病足病分会 . 中国糖尿病足诊治指南 . 中华医学杂志，2017，97（4）：251-257.

［5］崔向红 . 糖尿病足发病机制与健康教育 . 工企医刊，2009，22（6）：34-35.

［6］杨迎霞 . 痛风并发左足跖趾关节难治性溃疡 1 例 . 吉林中医药，2013，33（9）：953.

［7］张柯媛 . 海风藤提取物灌胃对高尿酸血症小鼠血清尿酸水平影响及对痛风大鼠足跖肿胀的防治作用 . 山东医药，2017，57（27）：37-39.

［8］张宇 . 分期手术治疗第 1 跖趾关节巨大痛风石的临床研究 . 中国骨伤，2020，33（3）：274-277.

第十一篇　弱激光在骨科疾病中的应用

第一章

骨　髓　炎

一、概述

骨髓炎是由微生物感染引起的伴有骨组织破坏的炎症反应过程,它可以局限发病于单一类型骨组织或可同时波及骨髓、骨质、骨膜及周围软组织[1]。骨髓炎按其病程一般可分为急性骨髓炎(病程几日到几周)和慢性骨髓炎(病程几个月甚至更长)。常见的致病菌以金黄色葡萄球菌为主,约占75%,溶血性链球菌为次,约占10%。骨髓炎的治疗是一个多学科参与的过程,不同类型的骨髓炎常需要不同的手术及抗生素治疗方法。

二、病因和发病机制

本病根据感染途径可分为三种[1]:

1. **血源性骨髓炎**　身体远处存在原发感染灶,致病菌通过血循环播散,引起骨组织感染。感染病灶常为扁桃体炎、中耳炎、疖及脓肿等,外伤常为局部诱因,常发病于抵抗力低下、身体状况较差的婴幼儿。常发生于四肢长管骨干骺端,多见于胫骨、股骨干骺端。

2. **创伤性骨髓炎**　致病菌通过体表的伤口或切口进入骨损伤局部引起的骨组织感染。常由开放性骨损伤未经彻底清创或虽经彻底清创但创伤及污染较重,或由闭合性损伤手术时无菌操作不严格引起,常发生于骨折部位。

3. **蔓延性骨髓炎**　从邻近软组织感染直接蔓延而发生的骨髓炎,如指端软组织感染引起的指骨骨髓炎、糖尿病足引起的骨髓炎等,常发病于感染灶邻近的骨质。

三、临床表现

实质上"骨髓炎"的炎症并非局限于骨髓腔,而是同时累及骨膜与骨皮质。急性血源性骨髓炎常出现寒战、高热、烦躁、脉速,甚至中毒性休克。患肢疼痛、拒动、惧碰。局部红肿不明显,可有深压痛。数日后患部肿胀、皮温增高,按压剧痛,表明已出现骨膜下脓肿。后穿破骨膜形成深部软组织脓肿,疼痛可减轻,局部炎症体征更明显。如脓液沿着髓腔扩散,则疼痛与肿胀更重。骨质破坏广泛时易发生病理性骨折。脓液穿入关节腔时,关节肿胀、压痛明显,关节轻微活动可引起剧烈疼痛,急性病程3~4周。脓肿穿破皮肤后全身中毒症状缓解。如死骨形成,窦道不愈合,病变转入慢性阶段。慢性骨髓炎的特征:不断的时发时愈,局部有多发性瘘孔、流脓,有时可引起局部红肿,伤口持续不愈。

四、诊断

骨髓炎诊断主要依靠结合手术史、外伤史、疾病史并根据临床表现、实验室和影像学检查。慢性骨髓炎治疗周期长、过程复杂,复发和致残风险高,但早期临床表现很隐秘,实验室指标缺乏特异度和灵敏度,影像学检查无明显感染征象,很难引起人们重视,致使该病早期发现并治疗的机会降低[2]。

五、治疗

(一)骨髓炎治疗的基本原则

局部及全身应用抗生素、彻底清除病灶、消灭残存细菌、积极适时骨组织重建修复骨缺损、皮肤全组织缺损修复及营养对症支持治疗。

急性骨髓炎迅速控制中毒症状,制止炎症扩散,防止向慢性骨髓炎发展。治疗应早期足量全身用抗生素,必要时钻孔减压引流术减轻毒血症症状,防范病变迁延成慢性骨髓炎,正确处理伤口,闭式冲洗引流、单纯闭式引流等。如急性骨髓炎未能彻底控制可演变发展成慢性骨髓炎,病变部位死骨残留、无效腔形成、炎性肉芽组织充填、窦道时愈时患。由于病灶周围血供较差,长期反复发作使病灶处多有瘢痕组织、死骨、窦道形成,使局部药物浓度较低,彻底病灶清除术是治疗慢性骨髓炎的主要方法,联合全身或局部抗生素的应用大大提高了骨髓炎的治愈率。病灶清除术包括清除死骨、炎性肉芽组织及消灭感染无效腔。同时定期换药,弱激光辅助治疗。

(二)激光治疗方案

1. **半导体激光照射治疗** 波长810nm(650nm引导光),光斑17cm×15cm,

功率 500mW,距创面 5cm,照射 10 分钟,1~2 次 /d,非接触式垂直照射创面或者病变区域,10~15 次为一个疗程。

2. **He-Ne 激光照射治疗**　波长为 632.8nm,功率为 40~160mW,距创面 5~10cm,照射时间为 15 分钟,1~2 次 /d,非接触式垂直照射创面或者病变区域,10~15 次为一个疗程。

弱激光照射前要清洗清创,去除坏死组织及异物,照射过程中如创面有渗液渗血要及时吸干,以免影响照射效果,照射完毕换药包扎。

3. **穴位照射治疗**　弱激光照射足三里穴位[3]。弱激光及穴位照射治疗骨髓炎的可能机制[4-5]:

(1)扩张小血管,增加微血管血流量,增加骨营养。

(2)穿透力强,可引起较深组织的血管扩张,血流加快,加速病理产物和代谢产物的吸收,且增强网状内皮细胞的吞噬作用,使白细胞及巨噬细胞水平明显升高,并增强溶菌酶的活性,起到抑菌、杀菌的作用。

(3)激活免疫反应细胞(B 细胞),增加血免疫复合物含量,增强体液免疫作用。

(4)增强骨细胞分化,加快骨小梁形成过程,可能通过改善骨组织的血循环和增强钙、磷在骨质中的沉积,从而加速新骨形成,促使骨腔闭合,以促进修复和愈合。

(5)使机体的糖代谢、蛋白质代谢增强,从而增加纤维细胞和胶原形成,加快血管新生细胞的繁殖,故能促进伤口修复愈合。

(6)激光照射足三里具有促进肾上腺皮质功能和增强机体细胞免疫的作用。

第二章

肩 周 炎

一、概述

肩关节周围炎(periarthritis of shoulder joint),简称"肩周炎",是肩关节周围肌肉、关节囊、肌腱、滑囊等的慢性炎症,又称"冻肩""粘连性关节囊炎""五十肩"和"漏肩风",表现为肩关节疼痛僵硬及活动障碍。根据美国肩肘外科医师学会对肩周炎的定义,此病乃是一类引起盂肱关节僵硬的粘连性关节囊炎。

二、临床表现

肩关节周围疼痛,肩关节各个方向主动和被动活动度降低,但在影像学检查上,多数显示为无明显异常,部分患者可能会出现骨量减少的表现。具体病因尚不完全明确,多数学者认为本病的发生以肩关节周围软组织退行性病变为基础。

三、病因

造成此病的原因很多,最常见肩关节周围软组织慢性劳损及退行性病变。原发性肩周炎:年过四十的人突发此症者,病因不清,或谓因睡眠中肩部受凉所致,称漏肩风。继发性肩周炎:任何原因导致的肩关节少动或不动,久之都可能发生此症。老年人尤易发生。其发生有的是肩的内在原因:肩袖炎、肱二头肌腱炎、肩关节的骨折脱位等;有的是由于外在原因:颈椎病、腕Colles骨折、偏瘫、心绞痛、乳腺癌的根治手术、胸廓成形手术等,这些伤病或术后未注意预防和早期活动都易并发此症。此外还有全身性疾病也可诱发此病如类风湿和糖尿病。近年来更有人提出假设,认为此病是一种自身免疫性疾病。

四、病理

过去公认的是由于肩关节缺乏运动,致使局部代谢障碍,血液及淋巴的回流阻滞,结果在关节周围组织,如肩峰下滑囊、关节囊、肩袖、肱二头肌腱及喙肱韧带等,发生退行性病变,继而出现纤维化,限制关节活动。由于认为病理改变都发生在关节周围,故称"肩关节周围炎"。近年来随着科技的发展,特别是肩关节镜技术的发展,发现肩关节内也有滑膜炎,最初是充血,继而有滑膜绒毛增生,最后发生粘连,出现上述病理改变的原因,近年来不少人认为与自身免疫反应有关。

五、症状

肩部疼痛,夜间尤甚。肩关节上举和内外旋活动均受限。久之三角肌出现萎缩。晚期常常只遗留不同程度的肩关节活动障碍。病程可长达一年,最后多自愈。

六、治疗

肩关节疼痛与肩关节僵硬是肩周炎的主要临床特点,治疗以缓解疼痛、恢复肩关节活动度为目标。根据其症状肩周炎临床分期可分为急性期、慢性期和功能恢复期。

(一)急性期

急性期疼痛明显有肌肉痉挛,采取以下手段:

1. 局部制动 避免肩关节的过度使用。

2. 口服药物 如非甾体抗炎药,疗效确实有限。

3. 在局部肌肉痛点进行封闭疗法,氢化可的松、透明质酸钠是常用的药物,长期效果不理想。

4. 弱激光治疗 利用半导体激光穿透较深的特点治疗,使肩关节局部组织新陈代谢提高,神经、血管恢复加快,消炎止痛的同时解除粘连,可以发挥镇痛作用,同时可以促进血液循环。治疗方案:半导体激光照射,波长630~810nm,输出功率100~500mW,照射时间10~20min/次,1次/d,20次/疗程。

(二)慢性期

慢性期则可采取以下手段:

1. 运动疗法 通常采用主动运动,佩戴轻器械或在器械上操作,也可徒手操作,锻炼时间和次数要足够。血液、淋巴循环在运动疗法下均有不同程度改善,挛缩组织得以牵伸,粘连组织得以松解,肩部活动范围得以扩大,萎缩肌肉得以改善。

2. 关节松动术 根据关节运动生物力学原理,在关节施以微小活动,从而引起骨关节较大幅度活动。包括被动辅助运动和被动生理运动。此术能促进关节液流动,刺激关节力学感受器,保持或增加周围软组织伸展性,增加本体反馈。

3. 手术治疗　随着关节镜微创技术和设备的进步和患者对生活质量提高的需求,国际上推荐采用关节镜术松解粘连、僵硬的肩周炎,具有简单、快速、有效的特点。

4. 物理治疗　临床上可联合采用电磁波冲击、推拿、针灸、电疗等物理治疗,作为辅助治疗手段主要发挥缓解疼痛的作用。根据病因,中医对肩周炎的介入手段甚多,如内服中药、外敷膏药、针灸推拿等。

半导体激光具有快速高效解痉止痛作用,其所引起的光谱效应,能改善血液循环,促进细胞再生,加快新陈代谢,促进炎症吸收,加快水肿消退。

半导体激光照射方案:波长 630~810nm,输出功率 100~500mW,照射时间每次 10~20 分钟,1 次 /d,20 次 / 疗程。

综上所述,功能锻炼作为肩周炎常用的治疗手段,除了阻止滑膜挛缩,在肩周炎后期阶段还可以帮助患者恢复肩关节正常活动度。但是这些康复动作常伴随疼痛而使患者的依从性降低从而影响肩周炎治疗进程。运动疗法和口服药物虽然是肩周炎最常用的治疗方案,但无法减缓肩周炎的进程;关节腔注射类固醇激素及麻醉下手法松解搭配治疗对于前两个阶段的肩周炎患者拥有较好效果,可以缓解疼痛和恢复肩关节活动度,但是长期效果较差。以上方法联合物理治疗可以起到缓解疼痛的作用。肩胛上神经阻断术治疗肩周炎同样可起到缓解疼痛的作用,但不常用。关节囊扩张术治疗肩周炎能够以更小的疼痛代价获得肩关节活动度恢复,可联合麻醉下手法松解或关节镜下松解术。尽管关节镜下关节囊松解术具有创伤小、术后恢复快等优点,但是费用高、普及率不足、患者接受度程度不高。临床上较少采用开放手术治疗肩周炎,此方法主要适用于手法松解或关节镜下关节囊松解失败的患者。但是开放手术治疗肩周炎术后恢复时间较长,术后存在肌肉、韧带挛缩等问题。目前肩周炎的发病机制仍不明确,所以单纯采用以上某一种治疗方式无法有效治疗肩周炎,常需要多种方式联合应用,通过多种方式缓解疼痛和恢复肩关节活动度,以提高患者的生活质量和满意度[6]。

第三章

肱骨髁上炎

一、概述

肱骨髁上炎分外上髁炎和内上髁炎。外上髁炎又称网球肘，是因网球运动员多见故而名之，亦可见于羽毛球、乒乓球及击剑运动员，在家庭主妇中也较多见。它是前臂伸肌总腱在止点部的慢性牵拉损伤引起的以肘外侧部疼痛为主要症状的一种综合征。内上髁炎是前臂屈肌总腱在止点部的慢性牵拉损伤引起的以肘内侧肱骨内上髁疼痛为主要症状的一种综合征。

二、病因

引起肱骨髁上炎的原因，常见的是手工劳动为主的人群长期反复前臂用力屈伸活动，使肌腱受到反复过度的牵拉与磨损，造成肌纤维束的撕裂，产生水肿、出血、血肿机化、纤维增生、瘢痕组织形成等变化，进而刺激局部的神经末梢，产生卡压和粘连，引起牵拉疼痛[7]。

肱骨外上髁炎的特点是肘及肱骨外上髁部疼痛。一般认为，是由肱骨外上髁伸肌总腱慢性劳损及牵扯引起的，其中桡侧腕短伸肌尤为重要。如乒乓球、网球运动时，“反拍”“下旋”回击急球，球的冲撞力作用于伸腕肌或被动牵拉该肌的腱止点均可致伤。

三、病理

网球肘属典型末端病改变。其腱止点部可因捩伤出现纤维断裂（甚至最后形成囊变）、镜下骨折、腱变性血管增生，继发腱止点的钙化或骨化。在腱周围的附属结构和髌腱末端病一样，也有表面的筋膜粘连、血管增生，腱下的结缔组织也有损伤性炎症与粘连。

四、症状

多数患者症状是逐渐出现的，在运动中做某一动作时肘外侧痛。以后渐加重产生持续性疼痛,有时影响睡眠。重者开门、提物、扫地都痛,甚至出现突然失力提物脱手现象。

五、体征

外伤髁伸肌腱的腱止点处有敏锐的局限性压痛。桡骨头或肱桡关节间隙有时也有压痛。重者握力减退,伸肘稍受限,提椅试验阳性(肘伸直,前臂旋前提椅时疼痛为阳性),Mill 征阳性(即伸肌腱牵拉试验,肘关节屈曲,受试者将腕尽量掌屈,前臂旋前,再使肘关节突然伸直,如肘外侧产生疼痛即为阳性),此征阳性率不高,较简单的方法是伸腕抗阻试验,出现疼痛即为阳性。

六、诊断

可根据典型的病史,髁上部位压痛,局部不肿或稍肿,皮色不红,肤温不高,肘关节正侧位片排除器质性病变即可确诊。最后需要提出的是肱骨髁上炎是一种与职业密切相关的劳损性疾病,无论使用何种治疗方法,痊愈后,都需要去掉原有损伤的致病因素,这样才能巩固疗效。

七、治疗

(一)保守治疗

早期应停止引起局部疼痛动作的训练,休息几周后常可自愈。再训练时前臂必须以弹力绷带裹缚。局部的可的松、普鲁卡因封闭多有良效,但易复发。晚期病例可手法推拿,需时较长但可收效。

(二)手术治疗

保守治疗无效严重影响训练或生活者应手术治疗。根据病理的不同,采用的方法有:伸肌总腱的横断及剥离、延长,环状韧带部分切除,嵌入滑膜切除,切除伸肌总腱的神经分支。有人认为将总腱纵行切开,切除腱下间隙的肉芽组织即可收效。还有常用的方法为总腱 V 形切开,肉芽脂肪组织切除再延长缝合,多数病例可收效。只有少数病例需同时部分切除环状韧带或滑膜。

(三)激光治疗

半导体激光具有快速高效解痉止痛的作用,其所引起的光谱效应,能改善血液循环,促进细胞再生,加快新陈代谢,促进炎症吸收,加快水肿消退。

半导体激光照射方案:波长 630~810nm,输出功率 100~500mW,照射时间每次 10~20 分钟,1 次 /d, 20 次 / 疗程。

参 考 文 献

［1］陈东旭,薄占东.骨髓炎的治疗现状及进展.中国矫形外科杂志,2012,20（3）:224-227.

［2］马敬龙,阳富春.成人慢性骨髓炎的临床诊断和治疗进展.中国修复重建外科杂志,2020,34（5）:651-655.

［3］周海滨,王桂芳,周恺.He-Ne激光穴位照射治疗慢性骨髓炎的疗效观察.应用激光,1991,11（1）:43.

［4］谢丽君.CO_2激光和氦氖激光治疗慢性骨髓炎15例观察.激光杂志,1993,14（6）:317-318.

［5］仇月玲,邵胜,王宏华.He-Ne激光治疗慢性骨髓炎二例报告.中国激光医学杂志,1996,5（3）:181.

［6］朱天飞,崔家鸣,陈锦富,等.肩周炎治疗方法及其疗效的研究进展.中国骨与关节损伤杂志,2018,33（11）:1231-1232.

［7］虞冬生.小针刀加注射治疗肱骨髁上炎31例.浙江中医药大学学报,2009,33（1）:102-103.

第十二篇　弱激光在周围神经系统疾病中的应用

第一章

周围性面瘫

一、概述

周围性面瘫,西医称之为特发性面神经麻痹或贝尔(Bell)麻痹,是茎乳孔内面神经非特异性炎症反应所致的周围性面神经麻痹。是一种常见病、多发病,任何年龄均可发病,男女发病率相近,起病急、发病快,以单侧面神经麻痹、面部肌肉瘫痪为主要表现,双侧者甚少。

二、症状

常在睡眠醒来时,发现一侧面部肌肉板滞、麻木、瘫痪,额纹消失或变浅,眼裂变大,露睛流泪,鼻唇沟变浅,口角下垂歪斜向健侧,吹口哨漏气,食物易滞留于病侧颊齿间,患侧不能皱眉、蹙额、闭目、露齿、鼓腮。特点:同侧表情肌(包括额肌)瘫痪。

面神经受累水平不同出现不同的伴发症状,如膝状神经节病变出现亨特(Hunt)综合征,则伴同侧舌前2/3味觉障碍、听觉过敏、唾液和泪液分泌障碍,以及患侧乳突部疼痛、耳郭和外耳道感觉减退、外耳道或鼓膜疱疹等。

核性周围性面瘫由于面神经与展神经核紧邻,常伴展神经麻痹,并可累及皮质脊髓束出现交叉瘫,见于脑干腔隙性梗死、延髓空洞症等。

三、病因

周围性面瘫因自主神经功能紊乱、自体免疫反应、风寒、病毒感染等引起局部神经血管痉挛,导致神经缺血水肿,出现髓鞘脱失,甚至轴突变性所致。常见于特发性面神经炎,也见于听神经瘤、颅底炎症、中耳炎、乳突炎、岩骨骨折和腮腺炎等。双侧周围性面瘫见于急性炎症性脱髓鞘性多发性神经病、颅底广泛粘连、多数脑神经炎等。

四、检查

头颅 CT、MRI 检查正常。肌电图呈面神经损害表现。

五、治疗

早期进行抗炎、消水肿、防止神经变性、及时修复神经损伤是治疗的关键。针刺产生疗效的原因在于改善局部血液循环,促使局部水肿、炎症反应消退,以免面神经进一步受损。现代医学认为针刺主要是通过提高面部血流量,加快血流速度,激活免疫细胞,从而促进面神经恢复[1]。

在接诊急性起病的周围性面瘫时,根据可能的病因选择适宜的治疗手段,改善患者预后。高度怀疑莱姆病性面瘫者在等待血清学检查结果时,给予经验性抗生素治疗。其他病因如外伤或肿瘤所致的面瘫应及时对原发疾病进行处理。存在血管危险因素的面瘫患者须除外脑血管事件可能。对无明确病因的周围性面瘫患者给予糖皮质激素治疗,重度面瘫患者则推荐采用联合抗病毒治疗[2]。

半导体激光照射方案:波长 630~810nm,输出功率 100~500mW,照射时间 10~20min/ 次,1 次 /d,20 次 / 疗程。

长脉冲可调脉宽 1 064nm 激光治疗方案:波长 1 064nm,能量密度 10~12J/cm^2,脉宽 0.5 毫秒,频率 10Hz,移动光斑全覆盖患侧脸 2~3 遍,着重沿面神经走行,后取面神经分布穴位光灸。参考面瘫治疗,选穴选取患侧阳白、四白、太阳、颧髎、颊车、地仓、翳风、太阳及健侧合谷、足三里[3]。配穴:鼻唇沟变浅加迎香;抬眉困难加攒竹;人中沟歪斜加口禾髎;颏唇沟歪斜加夹承浆。

调 Q 激光治疗方案:波长 1 064nm,光斑大小 6mm,能量密度 1.2~2J/cm^2,频率 10Hz,脉宽≤20 纳秒,具体方法同长脉冲可调脉宽 1 064nm 激光治疗方案。

第二章

周围神经损伤修复的治疗

一、概述

周围神经损伤一直是创伤、整形等学科研究中重要的一项。临床上患者常表现出一系列长期的运动、感觉、反射和自主神经功能障碍[4]。周围神经的损伤后再生或修复的机制涉及许多胞内组分之间和胞内组分与胞外基质之间的相互作用，以及受到神经营养因子、血供等微环境的影响。周围神经损伤后还将发生免疫反应，产生神经特异性抗体，引起自身免疫反应，影响神经再生及功能等。

二、治疗

治疗方法有多种，可以选择 He-Ne 激光、半导体激光、电刺激、针刺、穴位按摩、中医中药等。外科手术吻合是基础，但在修复周围神经再生、减少瘢痕对再生神经纤维的干扰及促进神经修复达到生理功能等方面，弱激光照射治疗有一定优势。

操作方案：因具体的损伤发生在切口处，所以应该在切口处照射治疗，而不是在表现症状或体征的远端。

He-Ne 激光照射：波长 632nm，输出功率 10~40mW，照射时间 20min/ 次，2 次 /d，20 次 / 疗程。

半导体激光照射：波长 630~810nm，输出功率 100~500mW，照射时间 10~20min/ 次，1 次 /d，20 次 / 疗程。

（一）He-Ne 激光

石凯军等[5]利用多个低能量 He-Ne 激光照射兔损伤脊髓节段，研究对周围神经再生的影响，发现周围神经完整时，激光照射 L_{5-6} 脊髓节段后，可引起腓总神经潜速率变化，波幅有明显降低。每日照射 15 分钟者，再生轴突的出现时间明显高于对照组，术后 16 周照射组大多数的再生轴突的髓鞘也明显多于对照组。认为 He-Ne 激光促进神经生长的机制与周围神经损伤修复后能促使脊髓运动神经细胞活跃、加速轴突再生有关。

李振华等[6]用辣根过氧化物酶（HRP）示踪技术和电生理方法，观察20只兔神经损伤后，两断端间连接肌桥并套装硅胶管，He-Ne激光对其再生的影响，观察到术后4周即见到酶标记细胞，对照组相应脊髓节段及脊神经节中均未见到。其他各项指标也均好于对照组。进一步证明了He-Ne激光对于神经修复的促进作用。

王冰水等[7-9]进行了一系列He-Ne激光照射神经吻合处对于大鼠坐骨神经损伤治疗作用的实验研究。他们分别采用5mW、10mW、15mW的激光照射神经吻合处。每次照射10分钟，每日照射1次，连续10日。于照射后6周和8周观察运动神经传导速度和神经纤维再生情况，发现各激光照射组神经传导速度明显高于对照组，再生神经纤维数量多，再生纤维通过率亦明显高于对照组，而激光组之间比较差异不明显。

Mester等[10]提出，适当剂量的He-Ne激光对生物体起刺激作用，超过一定剂量则有抑制作用。该实验所选3种不同剂量的He-Ne激光均有促进神经再生完成的作用，且差异无统计学意义。其促进神经再生的机制是由于降钙素基因相关肽（cGRP）对神经细胞具有明显的营养和抗缺血及抗自由基损伤的保护作用，He-Ne激光照射后可以使cGRP有较高的表达，从而促进神经元的存活与修复再生。在用10mW的He-Ne激光照射时，还可以促进脊髓中神经生长相关蛋白GAP-43释放出钙调素。

姚长江等[11]将He-Ne激光的激光针沿着股神经切面刺入皮下距离神经约5mm处，使激光束对准损伤点照射，发现各项指标均好于皮肤外照射者，作者认为人类坐骨神经位置深，体外照射与深部照射的差别将会更明显。

（二）半导体激光

王冰水等[12]观察了不同功率半导体激光照射对大鼠神经功能恢复的影响，发现15mW的半导体激光照射组神经粘连轻，坏死的轴突和髓鞘清除较快，再生轴突及髓鞘成熟早，肌力恢复和展趾功能恢复也较其他组快。认为15mW的半导体激光可用于大鼠神经损伤的治疗。他们还观察到15mW半导体激光照射可以促进脊髓中降钙素基因相关肽（cGRP）和脊髓中神经生长相关蛋白GAP-43的表达，结果与He-Ne激光照射组类似，其促进cGRP和GAP-43的表达有助于神经再生。

熊国欣等[13]探讨了磁作用半导体激光对家兔神经功能恢复的影响。认为低功率的磁半导体激光促进了脊髓运动神经细胞功能的恢复，加速了轴突再生。

刘文超等[14]报道了血管内照射（650nm，5mW，连续波）对家兔尾核、下丘脑分泌多巴胺（DA）和去甲肾上腺素（NE）的影响，发现DA在尾核和下丘脑中均有下降现象,但 $P>0.05$。在光照"扶突"穴的大鼠中发现,DA 在脑干和尾核中亦有下降倾向,NE 在脑干和尾核中则有上升倾向。5- 羟色胺则均下降,但差异均无统计学意义($P>0.05$)。

成侃等[15]应用半导体激光(650nm, 15~20mW, 连续波)照射人体双侧"扶突"穴后,同步观察照光治疗对血浆肽类神经递质的影响和对血液黏度、免疫功能、抗氧化体系等的影响及其相关性。结果发现 β- 内啡肽有非常显著的下降,患者的自然杀伤(NK)细胞活性在照射后即有显著提高,患者的超氧化物歧化酶(SOD)亦有同步增加。这些结果充分提示半导体激光(650nm, 15~20mW, 连续波)照射人体特定穴位后,可以显著提高机体的免疫防御能力,同步增加机体的抗自由基能力,减少机体或细胞的损伤。

Karu[16]发现弱激光照射能增加细胞内电子传递链的活性,从而增加三磷酸腺苷的合成,降低细胞内 pH,为神经再生提供能量保证。

Shamir 等[17]用双盲法研究低强度激光对周围神经再生的影响。他们用波长 780nm 的低强度激光皮外照射大鼠损伤的坐骨神经,每日 30 分钟,连续照射 21 日后,激光治疗组中有 69.2% 的大鼠可测及体感诱发点位,而对照组只有 18.2%;组织染色可见激光治疗组损伤神经的轴突数量增加,且质量优于对照组,表明术后用低强度激光照射可促进神经再生,可能是通过促进轴浆运输和代谢来实现的。

Rochkind 等[18]认为弱激光照射受损神经后可以减少细胞内染色质的溶解,促进 RNA 合成,使 RNA 含量增加,从而增加蛋白质的合成。并且能防止神经纤维蛋白网架上尼氏体变性,使其合成和分泌蛋白质,以供轴突再生。

参 考 文 献

[1] 李莹,张中一.巨刺法治疗急性期周围性面瘫临床疗效观察.中国针灸,2015,35(1): 8-9.

[2] 丁晓宁,张鹏,陈阳美.周围性面瘫的病因和治疗.临床神经病学杂志,2019,32(4): 318.

[3] 高树中.针灸治疗学.3 版.北京:中国中医药出版社,2012:51.

[4] BRAVIN M, SAVIO T. Olivocerebellar axon regeneration and target reinnervation following dissociated Schwann cell grafts injured cerebella of adult rats. European Journal of Neuroscience, 1997, 9(12): 2634-2649.

[5] 石凯军,吕荣.低能量氦氖激光对脊髓运动神经细胞的影响.中国修复重建外科杂志,1997,11(1): 10-18.

[6] 李振华,杨琳.氦氖激光照射对周围神经再生作用的研究.山东医科大学学报,1997,

35（2）：5-7.

［7］王冰水，易南．氦氖激光照射对大鼠神经电生理功能恢复的影响．中国康复医学杂志，2000，15（3）：135-136.

［8］王冰水，易南．不同功率氦氖激光照射与大鼠脊髓降钙素基因相关肽表达的关系．现代康复，2000，4（6）：858-859.

［9］王冰水，易南．氦氖激光照射对大鼠神经损伤后脊髓内生长相关蛋白表达的影响．中华物理医学与康复杂志，2000，22（2）：89-90.

［10］MESTER E, MESTER A F, MESTER A. The biomedical effects of laser application. Lasers in Surgery and Medicine, 1985, 5（1）：31-39.

［11］姚长江，杜新华．氦氖激光深部照射对大鼠坐骨神经损伤后修复作用的实验研究．中国康复，1997，12（1）：5-7.

［12］王冰水，易南．低功率半导体激光照射对大鼠神经损伤后脊髓降钙素基因相关肽表达的影响．中国康复医学杂志，2000，15（2）：68-71.

［13］熊国欣，路西明．磁作用半导体激光照射对神经功能恢复的影响．激光技术，2003，27（6）：591-593.

［14］刘文超，成侃．半导体激光对机体中枢神经递质影响的初步观察．激光生物学报，1999，8（2）：88-92.

［15］成侃，王懿，占世坤，等．人半导体激光外照射的疗效及其作用机理研究：血浆肽类神经递质及其与免疫、血粘度、抗氧化等活性的相关观察．激光生物医学，2000，9（2）：132-136.

［16］KARU T I. Molecular mechanism of therapeutic effect of low-intensity laser radiation. Doklady Akademii Nauk Sssr, 1986, 291（5）：1245-1249.

［17］SHAMIR M H, ROCHKIND S, SANDBANK J, et al. Double-blind randomized study evaluating regeneration of the rat transected sciatic nerve after suturing and postoperative low-power treatment. Journal of Reconstructive Microsurgery, 2001, 17（02）：133-137.

［18］ROCHKIND S, NISSAN M. Response of peripheeral nerve to He-Ne laser: experimental studies. Lasers in Surgery and Medicine, 1987, 7（5）：441-443.

激光医学临床实践 经皮激光椎间盘减压术分册

激光医学临床实践 光动力疗法与肿瘤分册

激光医学临床实践 泌尿外科分册

激光医学临床实践 弱激光分册

销售分类／激光医学

策划编辑　胡冰雪

责任编辑　胡冰雪

书籍设计　赵　丽　惠亦凡

人卫智网
www.ipmph.com
医学教育、学术、考试、健康，
购书智慧智能综合服务平台

人卫官网
www.pmph.com
人卫官方资讯发布平台

关注人卫健康
提升健康素养

ISBN 978-7-117-35654-1

9 787117 356541 >

定　价：69.00 元